JORGE BUCAY

Ich schreibe Dir diesen Brief …

Aus dem Spanischen
von Lisa Grüneisen

FISCHER

MIX
Papier | Fördert gute Waldnutzung
FSC® C083411
www.fsc.org

Deutsche Erstausgabe
Erschienen bei FISCHER

Die Originalausgabe erschien 1987 unter dem Titel
»Cartas para Claudia« bei Editorial del
Nuevo Extremo S.A., Buenos Aires

Published by arrangement with UnderCover Literary Agents
Die Übersetzung folgt der ersten spanischsprachigen Ausgabe
»Cartas para Claudia«, erschienen bei bei RBA Libros,
S.A. Barcelona 2003.
Für die deutschsprachige Ausgabe:

Hedderichstr. 114, 60596 Frankfurt am Main

Satz: Fotosatz Amann, Memmingen
Druck und Bindung: CPI books GmbH, Leck
ISBN 978-3-7587-0003-3

Für meinen Sohn Demián

Ich bin ich, und du bist du.
Ich bin nicht in dieser Welt, um deine Erwartungen
zu erfüllen, und du bist nicht in dieser Welt,
um meine zu erfüllen.
Du bist du, und ich bin ich.
Wenn wir uns zufällig begegnen,
ist das wunderbar.
Wenn nicht, kann man nichts machen.

FRITZ PERLS

Vorwort des Autors

Die Veröffentlichung von *Ich schreibe Dir diesen Brief …* in Deutschland ist ein sehr wichtiges und bewegendes Ereignis in meiner Geschichte als Autor, vergleichbar nur mit dem, was ich vor fast vierzig Jahren empfand, als mein allerserstes Buch in Argentinien erschien. Dieses Buch.

Gründe dafür gibt es viele, aber es genügt zu sagen, dass dieser Text buchstäblich den Weg für die zweiunddreißig weiteren Bücher ebnete, die seitdem erschienen sind. Und auch dazu gibt es eine Geschichte.

Wie alle meine Kolleginnen und Kollegen in Argentinien habe ich als Arzt für Psychiatrie und mentale Gesundheit eine Ausbildung zum Therapeuten in der Tradition der psychoanalytischen Schule absolviert (damals die einzige Möglichkeit der Weiterbildung im Bereich der Psychologie und Verhaltenstherapie). Nach meinem damaligen Verständnis setzte die psychoanalytische Methodik voraus, dass der Therapeut nicht allzu sehr in die Sitzung eingriff. Ich muss gestehen, dass es mir schwerfiel, angesichts der manchmal mühsamen Bekenntnisse meiner Patienten still zu bleiben. Mir fiel so vieles ein, was ich hätte sagen können!

Ich schäme mich, es öffentlich zuzugeben, aber ich glaube, mein damaliger Analytiker hatte recht, als er sagte, dass ich gerne im Vordergrund stünde und darum nicht akzeptieren könne, in der klassischen Psychoanalyse sozusagen in die zweite Reihe verbannt zu werden. Tatsächlich schrieb ich oft unbeobachtet von meinem Patienten, während dieser über den nächsten Satz nachdachte, das auf, was ich ihm gerne gesagt hätte, aber niemals sagen würde. Ich erklärte ihm in meinen Worten, was meiner Meinung nach mit ihm los war, trug ihm in Gedanken ein Gedicht vor oder hielt meine eigenen Erfahrungen mit seiner Problematik fest.

Ich weiß nicht, warum ich eines Tages beschloss, einem Patienten die Notizen zu geben, die ich in der vorangegangenen Sitzung gemacht hatte, aber das Ergebnis überraschte mich. Er las den Brief nicht nur an Ort und Stelle (obwohl ich ihn bat, ihn bis später aufzubewahren, wenn er meine Praxis verließ), sondern er arbeitete während der gesamten Sitzung viel intensiver als sonst am Prozess seiner Bewusstwerdung.

Diese Episode bestärkte mich in dem Gedanken, dass meine schriftlichen (buchstäblich hinter dem

Rücken meiner Patienten verfassten) Kommentare jenen helfen könnten, denen es schwerfiel, in den Sitzungen aus sich herauszukommen, auch wenn es aus orthodoxer psychotherapeutischer Sicht nicht sehr akzeptabel war. Ich beschloss, dass es keine schlechte Idee war, ihnen hin und wieder ein paar schriftliche Worte aus der Feder ihres Therapeuten mitzugeben.

Zwei Jahre lang entwickelte ich mein eigenes, persönliches Therapiemodell, das die Briefe an meine Patienten miteinbezog. Auf Wunsch konnten auch ältere Briefe mitgebracht werden, um noch einmal darüber zu sprechen.

Die Magie des Zufalls wollte es, dass ein Jahr später eine Patientin beschloss, einen solchen Brief, den ich ihr ein paar Jahre zuvor geschrieben hatte, mit einem ihrer Mitpatienten aus der Therapiegruppe zu teilen. Im Gegenzug für diese großzügige Offenheit brachte er ihr die Kopie einer Geschichte mit, die ich ihm einige Wochen zuvor gegeben hatte. Um es kurz zu machen: Die Mitglieder der Therapiegruppe, die die Wirkung der Briefe erkannt hatten, begannen die Texte untereinander auszutauschen, die sie in den Einzelsitzungen von mir erhalten hatten. Ich war strikt dagegen, aber zu diesem Zeitpunkt hatten meine Patienten bereits gelernt, dass sie erwachsen waren und niemand sie an etwas hindern konnte, es sei denn, es wäre illegal oder unmoralisch. Also hörten sie nicht auf mich.

Zum Abschluss des Therapiejahrs schenkte mir die Gruppe ein selbstgemachtes Heftchen, dessen Seiten mit Metallklammern zusammengetackert waren. Es waren die Briefe, die ich den Mitgliedern der Gruppe in ihren Einzelsitzungen übergeben hatte. Zu meiner Überraschung hatten alle sie aufbewahrt und miteinander geteilt.

»Jorge«, sagten sie mir, »wir finden, dass du sie veröffentlichen solltest.«

Ich entgegnete: »Ihr wisst ja nicht, was ihr da redet. Diese Briefe wurden für eine bestimmte Person geschrieben und haben nur für sie einen Wert. Sie können nicht für jeden hilfreich sein. Niemand kann ein Interesse daran haben, sie zu lesen, es sei denn, aus Neugier. Schon gar nicht, wenn der- oder diejenige nicht Patient oder Patientin bei mir war.«

»Nun, diesmal liegst du falsch«, beharrten sie. »Wir haben Kopien davon an Freunde und Verwandte verteilt, und alle sagen, dass es ihnen geholfen hat. Veröffentliche sie, Jorge. Es steht so vieles drin, was anderen helfen kann.«

Ich dankte ihnen für ihre Mühe und versprach, darüber nachzudenken.

Als ich an diesem Abend nach Hause kam, las ich mit ehrlicher Begeisterung das Material, das meine Patienten gesammelt hatten. Es fiel mir nicht leicht, mich an die genauen Umstände zu erinnern, unter denen die Texte entstanden waren, wozu genau und für wen. In diesem Moment erinnerte ich mich an Georg Groddecks *Das Buch vom Es*, das ich mit Begeisterung gelesen hatte, und entdeckte den einen oder anderen Berührungspunkt zwischen meinen Texten und dem Buch von Sigmund Freuds Freund und Kollegen. Vielleicht, wenn ich die Briefe sammeln und an eine imaginäre Person richten würde … Vielleicht, wenn ich das Briefformat nutzte, um meine Gedanken zu Therapien, Gestalt und Therapeuten verständlich zu machen …

Zwei Wochen lang schob ich daraufhin alles andere beiseite und übergab schließlich das Manuskript dieses Buchprojekts, das *Ich schreibe Dir diesen Brief …* werden würde, ohne lange nachzudenken an die Sekretärin eines großen Verlags in Buenos Aires. Zu meiner Überraschung wurde ich fünf Tage später zu einem persönlichen Gespräch eingeladen. Ich war nervös und aufgeregt. Man ließ mich eine Dreiviertelstunde in einem kleinen Empfangsraum sitzen, dann erschien der Verleger. Ich werde seine Worte nie vergessen.

»Hör zu, mein Junge«, sagte er (ich war damals vierunddreißig Jahre alt). »Es gibt zwei Dinge, die sich in Argentinien nicht verkaufen. Bücher über Psychologie und Gedichte. Und dein Buch ist sowohl das eine wie das andere. Wenn du irgendwann ein Buch veröffentlichen willst, das sich verkauft, dann versuch es lieber mit einem Roman oder so etwas.« Dann lächelte er völlig ironiefrei und gab mir fast mitleidig meine unangerührten Blätter in einem Umschlag des Verlags zurück, der damals eindeutig mehr wert war als sein Inhalt.

Es wäre nur logisch gewesen, das Projekt fallenzulassen, und das hätte ich sicherlich auch getan, wäre da nicht die Unterstützung meiner Frau gewesen, die vor mir erkannte, wie sehr ich mich für die Idee begeisterte. Sie, die Mutter meiner Kinder, war es, die eine Möglichkeit fand, meinen ehrgeizigen Traum wahr werden zu lassen. Sie schlug vor, unsere Ersparnisse zu verwenden (die nicht besonders hoch waren), um zumindest einige Exemplare des Buchs zu veröffentlichen und die Investition vielleicht durch den Verkauf wieder hereinzuholen, auch wenn es eine Weile dauern würde.

Schließlich wurden siebenhundertfünfzig hektographierte Exemplare mit einem von mir selbst entworfenen Einband von zweifelhaftem Geschmack, zweifarbig (schwarz und blassrosa) auf dem billigsten Papier gedruckt, das wir auftreiben konnten. Die ersten zweihundertfünfzig Exemplare gingen als Geschenk an meine Patienten, die den Anstoß zu dem Projekt gegeben hatten, fünfzig weitere an Familie und Freunde, die sich die Mühe machen wollten, es zu lesen. Die übrigen fünfhundert brachte ich höchstpersönlich in Umlauf, indem ich mir Stapel von jeweils zehn Exemplaren unter den Arm klemmte und sie auf Kommission in jede Buchhandlung trug, die ich kannte.

Einige dieser fast handgemachten Exemplare gelangten in die Hände des Verlegers von Del Nuevo Extremo, eines kleinen Verlags in Buenos Aires, der mit viel Glück und Mund-zu-Mund-Propaganda dafür sorgte, dass die zweite Auflage ein unerwarteter Verkaufserfolg wurde. Dieser Erfolg weckte in ungeahntem Ausmaß das Interesse der Leser und des einen oder anderen Verlags, der meine Bücher auch in anderen spanischsprachigen Ländern veröffentlichen wollte.

Wahrscheinlich ahnst du, liebe Leserin, lieber Leser in Deutschland, wie die ganze Sache ausging. Nun kennst du meine Gründe und weißt um meinen Wunsch, dir mitzuteilen, was in diesen fast vierzig Jahren mit mir und meinen Büchern passiert ist.

Im Jahr 2005 veröffentlichte der Schweizer Ammann Verlag eine deutsche Ausgabe meines Buchs *Komm, ich erzähl Dir eine Geschichte.* Das Buch wurde vom deutschen Publikum sehr gut aufgenommen, und in der Folge traten meine Bücher ihren Weg durch die restliche Welt an. Nachdem meine Bücher inzwischen in fünfunddreißig Sprachen übersetzt wurden und in über fünfzig Ländern erscheinen, möchte ich dieses Vorwort nutzen, um dir und allen Leserinnen und Lesern zu danken, die mich zu dem gemacht haben, der ich heute bin.

Ich hoffe, es ist verständlich geworden, warum dieses Buch so besonders für mich ist, und erklärt auch, warum ich keine größeren inhaltlichen Änderungen vornehmen wollte, obwohl seit der ersten Veröffentlichung viel Zeit vergangen ist und es einige Punkte gibt, mit denen ich heute nicht mehr einverstanden bin.

Schließlich ist dieses Vorwort auch ein Weg, meinen damaligen Patienten Anerkennung zu zollen, meiner Frau Perla meine tiefe Dankbarkeit zu bezeugen und auch jenem Verlagschef zu danken, der das Original damals ablehnte. Ohne seine Absage wäre diese Geschichte eine andere, vielleicht genauso erfolgreich, aber ganz sicher nicht so magisch.

Danke.

Durango, Mexiko, im März 2024
Jorge M. Bucay

Einleitung

Im Jahr 1923 veröffentlichte Georg Groddeck *Das Buch vom Es. Psychoanalytische Briefe an eine Freundin*[1], noch bevor er engeren Kontakt mit der Theorie Sigmund Freuds hatte.

Es handelt sich um eine Sammlung von Briefen, die ein Psychotherapeut angeblich an eine Freundin sendet. Dieser imaginäre Therapeut heißt in Groddecks Buch Patrick Troll.

Ein halbes Jahrhundert später stieß ich zufällig auf Groddeck, Troll und *Das Buch vom Es*. Seither habe ich es Dutzende Male gelesen und finde immer wieder etwas Neues, das mich weiterbringt. Und es ist jedes Mal ein Vergnügen, es zu lesen.

Als ich mich vor einigen Jahren wieder einmal fasziniert in *Das Buch vom Es* vertiefte, ließ ich meinen Gedanken freien Lauf …

---

1 Groddeck, Georg: *Das Buch vom Es. Psychoanalytische Briefe an eine Freundin*. Hrsg. von Samuel Müller in Verbindung mit Wolfram Groddeck. Frankfurt a. M., Stroemfeld 2004.

Wie würde Groddeck in den 1980er Jahren schreiben, wenn er ein neues Buchprojekt hätte? Wäre seine Position so psychoanalytisch wie damals?

Meine Antwort lautete *nein*.

Ich phantasierte weiter …

Groddeck war tot, und mit ihm starb auch Patrick Troll.

Wie sähen die Briefe aus, die ein Nachkomme dieses imaginären Patrick Troll heute schreiben würde?

Meine Lust, mich mit diesem Buchprojekt zu beschäftigen, wuchs rasch.

Eines Abends im November 1982 setzte ich mich hin, nahm mir ein Heft und schrieb, ohne lange nachzudenken – denn darin bin ich nicht sehr gut –, den ersten Brief.

Ich könnte noch heute meine Gedankengänge von damals wiedergeben: »Ich stelle mir vor, ich wäre ein Nachfolger Georg Groddecks (Vielleicht bin ich das ja, irgendwie?). Oder vielmehr ein Nachkomme von Patrick Troll, dem wunderbaren Therapeuten aus *Das Buch vom Es* … Ich stelle mir vor, dass ich einer ehemaligen Patientin schreibe, die inzwischen eine gute Freundin geworden ist … Sie ist weggezogen und lebt weit weg. Trotzdem erinnere ich mich lebhaft an sie … Sie heißt Claudia, wie meine Tochter … Vielleicht geht es noch weiter … Vielleicht ist diese Claudia in Wirklichkeit die Claudia, die meine Tochter in ein paar Jahren sein wird … ›Claudia, wenn ich die Augen schließe, sehe ich dich vor mir …‹«

Nachdem ich den ersten Brief fertiggeschrieben hatte, zündete ich mir eine Zigarette an und las ihn noch einmal durch, wobei ich zu vergessen versuchte, dass er von mir war. Heute frage ich mich, ob er das tatsächlich war.

Brief 1

Liebe Claudia,

wenn ich die Augen schließe, sehe ich dich vor mir. Deinen forschenden Blick, dein verschmitztes Lächeln, dein kluges, schönes Gesicht.

Wie schön, deinen Brief zu erhalten! Wie lange bist du jetzt schon im Ausland? Zwei Jahre? Drei? Manchmal kommt es mir wie eine Ewigkeit vor, dann wieder habe ich das Gefühl, es sei erst gestern gewesen, dass ich dich auf dem Weg zu einer neuen Etappe deines Lebens ins Flugzeug steigen sah …

Erinnerst du dich? An jenem Tag schenkte ich dir zum Abschied *Das Buch vom Es*. Auf die erste Seite schrieb ich: »Gesundheit besteht darin, zu akzeptieren, dass es ist, wie es ist.«

Und ja, es stimmt. Patrick Troll, der Verfasser der Briefe aus dem Buch, war mein Urgroßvater väterlicherseits. Wie üblich funktionieren dein Assoziationsvermögen und deine Intuition ganz wunderbar. Ich fand schon immer, dass diese »Kenntnis« der Dinge eine deiner faszinierendsten Fähigkeiten ist.

Während ich dies schreibe, entsteht vor meinem inneren Auge das Bild meines Urgroßvaters. Ich beneide ihn um sein Talent, seine Brillanz, seine Originalität und vor allem um seine Kreativität.

Es ist wunderbar, seine Briefe zu lesen und sich bewusst zu machen, dass sie praktisch ohne Kenntnis der Freud'schen Theorien über die Persönlichkeitsstruktur, das Unbewusste oder die Psychoanalyse als solche geschrieben wurden.

Mein Urgroßvater war ein Pionier seiner Zeit, ein *change agent*. Seine Ansichten, die zweifellos psychoanalytischer Natur waren, auch wenn er selbst es nicht wusste oder in Abrede stellte, waren eines von vielen Zeichen, die auf den Übergang vom viktorianischen zum industriellen Zeitalter hindeuteten.

Die psychoanalytische Methode war so revolutionär, dass ihre frühen Grundlagen für viele meiner Kollegen bis heute absolute Gültigkeit haben und sie diese archaischen Therapiekonzepte für unantastbar halten.

Welche Anmaßung! Es fühlt sich wie ein Frevel an, wenn ich mir mit meinen dreiunddreißig Jahren herausnehme, meine »geistigen Väter« zu kritisieren …

Nun ja, aber warum nicht? Hätten Freud, Groddeck oder Troll genauso gedacht und sich davon aufhalten lassen, hätten wir keinen Zugang zu ihrem Wissen gehabt.

Also, los geht's! Auch wenn fraglich ist, ob das, was ich zu sagen habe, überhaupt stimmt, ist es unwahrscheinlich, dass ich mit meiner Meinung hinterm Berg halten werde, nur um keine »Ketzerei« zu begehen …

Tatsache ist, dass mir zunehmend klar geworden ist, wie *antiquiert* die Umsetzung der psychoanalytischen Lehre ist. Sie kommt mir vor wie der Motor eines Ford T, der in einer hochmodernen Karosserie daherkommt. Ja, es ist ein hervorragender Motor, und mit kleinen Veränderungen könnte er das Auto zum Laufen bringen. Aber er ist mit Sicherheit nicht unbedingt die beste, wohl kaum die effektivste und keinesfalls die schnellste Lösung.

Dabei sollte jedoch nicht vergessen werden, dass dieser Motor die Grundlage für die Entwicklung aller weiteren war. Ich betone: *aller* weiteren.

Wie immer hilft ein absoluter Standpunkt nicht weiter, um dir zu vermitteln, was ich sagen will.

Ich möchte nicht, dass du glaubst, ich sei ein Drahtseilakrobat, also jemand, der auf Ausgleich bedacht ist. Nein! Ausgleich bedeutet Stillstand, Gleichmacherei, Tod. Kein Mensch ist, naturwissenschaftlich gesehen, mehr im Einklang mit seiner Umgebung als ein Toter.

Ich bin vielmehr ein Freund der Harmonie, ein Gegner des Absoluten und ein Verfechter der Theorie, dass A und Anti-A unabhängig voneinander existieren können. Erinnerst du dich an das Symbol von Yin und Yang?

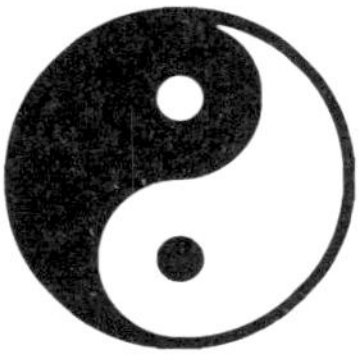

Der Kreis stellt das Ganze, das Vollständige, das Gesamte dar. Aus statischer Sicht ist dieses Ganze weder schwarz noch weiß. Es braucht den Gegensatz, um ein Ganzes zu bilden. Und was am interessantesten ist: Beim Betrachten dieses uralten Symbols stellen wir fest, dass Weiß nicht vollkommen weiß ist (es enthält einen schwarzen Punkt) und Schwarz nicht vollkommen schwarz (es enthält einen weißen Punkt).

Fügen wir diesem statischen Blick nun Bewegung hinzu und betrachten das Symbol dynamisch, können wir uns vorstellen, wie der weiße Punkt im Schwarzen und der schwarze Punkt im Weißen größer werden und immer mehr Raum der entgegengesetzten Farbe einnehmen. Irgendwann wird alles, was zuvor weiß war, schwarz sein und umgekehrt. Aber nur für einen kurzen Augenblick, denn im nächsten Moment entsteht erneut ein schwarzer Punkt im Weiß und ein weißer Punkt im Schwarz.

Nichts ist absolut … Nichts ist beständig … (Nicht einmal dieser Satz.)

Ohne Dunkelheit kein Licht. Ohne Angst kein Mut. Ohne Distanz keine Nähe. Nichts existiert ohne sein Gegenteil.

Ich fühle mich wie damals, als wir uns in der Praxis begegneten. Lasse meinen Gedanken freien Lauf, bin einfach da. Ohne den Anspruch zu haben, logisch, verständlich oder was auch immer zu sein. Ich bin einfach da.

Manchmal, wenn es mir gelingt, einfach *zu sein*, verbinde ich mich mit einem Gefühl der Fülle, des Friedens und der Liebe, das mein Bewusstsein erweitert, bis es die Grenzen meines Ichs überschreitet.

Das, was mir diese Tür öffnet, ist die Nicht-Konditionierung, das Nicht-Denken, das Nicht-Vorausschauen …

Und jetzt wird mir klar, dass es das *Nichts* ist, die fruchtbare Leere. Der einzige Ort, wo ich alles empfangen kann, weil Raum für alles ist.

Krishnamurti schreibt: »Eine Tasse ist nur dann hilfreich, wenn sie leer ist.« Ich weiß noch, wie verwirrt ich war, als ich diesen Satz zum ersten Mal las. Ich verstand nicht, was er bedeutete. Wie oft bin ich auf der Suche nach dem Sinn auf Abwege geraten, weil ich versuchte, ihn durch den Verstand zu finden, den computergesteuerten Teil meines Ichs:

Boing! Bing! Was für ein Horror!

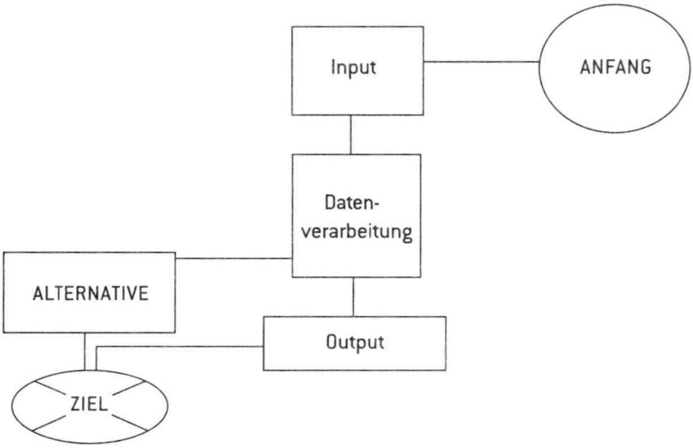

Nun, die Lösung war – wie so oft –, mich als Tasse zu *fühlen*. Mir vorzustellen, ich sei eine Tasse. Eine volle Tasse … Voller Milch, dachte ich. Milch ist etwas Wertvolles, sie ist nahrhaft, wichtig, nützlich. Mit was sonst hätte ich in meiner Allmacht gefüllt sein sollen?

Ich stellte mir nun vor, wie ich meinen Inhalt dorthin brachte, wo er größeren Nutzen hatte. Aber, Überraschung! Ich konnte nichts geben, ohne mich zu leeren, und wenn ich das tat, war die Tasse nicht länger voll … Und ich fühlte mich noch schlechter, weil ich doch nur dazu da war, diese warme oder kalte, frisch eingegossene oder saure Milch aufzunehmen …

Nein! Das war nicht das, was ich für mich wollte.

Es ist nicht das, was ich *jetzt* für mich will.

Ich will leer sein …

Um mich füllen zu können …
Um niemals gefüllt zu sein …
Um ganz ich selbst zu sein …
Um zu leben …

Hoffentlich kannst du meinen wirren Gedanken folgen … Aber vielleicht ist das gar nicht so wichtig. Vielleicht spreche ich weniger zu dir, als vielmehr zu *mir selbst*, und du bist nur ein Vorwand, ein wunderbarer Vorwand, mich hier, mit dir, in diesem Moment *sein* zu lassen.

Brief 2

Offensichtlich denkst du immer noch, dass die Frage nach dem Warum zu irgendetwas nutze ist!

Nun ja, im Grunde ist sie das auch …

Sie hilft dabei, Erklärungen zu geben …

Mich zu rechtfertigen …

Nicht die Verantwortung für mein Handeln zu übernehmen …

Mich hinter meinen Worten zu verstecken …

Entschuldigungen zu suchen …

Meinen Gefühlen auszuweichen …

Vergangenheit und Gegenwart zu relativieren …

Nicht im Hier und Jetzt zu leben.

Was für ein Unterschied zu konstruktiveren Fragen: *Wie? Was? Wann? Wozu?*!

Manchmal denke ich, dass die Frage nach dem Warum das große Manko der Psychoanalyse ist. Mit ihrem rückwärtsgerichteten Blick ähnelt sie der Archäologie: eine einzige große Konstruktion, basierend auf Vermutungen und »Funden«, die diese Vermutungen stützen.

»Wieso ›Vermutungen‹? Die Geschichte ist doch eine Tatsache!«

»Okay. Dann beweise mir, dass es 1492 wirklich gegeben hat.«

»Ich kann dir Bücher zeigen, die aus dieser Zeit stammen.«

»Ist das ein eindeutiger Beweis?«

»Nun ja … Eigentlich nicht.«

»Gehen wir in die jüngere Zeit. Was könntest du tun, um mir zu beweisen, dass die Welt vor hundert Jahren existierte?«

»Ich könnte dir Fotos zeigen, Zeitungsausschnitte, Kleidung …«

»Gilt das auch für dein Leben?«

»Ja. Und es gibt meine Erinnerungen.«

»Gut. Versuche, die Welt zu denken, wie du sie kennst, die Welt mit allem, was sie enthält, Ruinen, Fotografien, Büchern und deinen eigenen Erinnerungen … Diese Welt, die alles das umfasst, ist reell, sie ist hier und jetzt. Könntest du mir mit Gewissheit, ohne den geringsten Zweifel, beweisen, dass sie nicht vor fünf Minuten geschaffen wurde?«

(Verwirrung …)

»Beweisen … Ich glaube nicht. Aber ich habe meine Erinnerungen!«

»Deine Erinnerungen könnten falsche Erinnerungen sein. Sie könnten künstlich geschaffen worden sein.«

Nietzsche schreibt, dass die Erinnerung und der

Stolz miteinander stritten: Die Erinnerung behauptete, so sei es gewesen, doch der Stolz widersprach: So könne es keinesfalls gewesen sein. Sie sahen sich an … Und die Erinnerung gab nach!

Letztendlich ist unsere Vergangenheit eine Mutmaßung, eine Phantasie, ein Erklärungsversuch, wie es zu dem gekommen ist, was heute ist.

Außerdem finden deine Erinnerungen hier und jetzt statt. Nicht dort und damals.

Das Erinnern ist nützlich, ja. Manchmal ist es nützlich.

Aber nicht, wenn ich mein Leben darauf stütze.

Wenn ich von ihm abhängig bin.

Wenn ich sage: »So hat man es mir beigebracht …«

»Das habe ich immer so gemacht …«

»Bei mir zu Hause ist das so …«

Ein Beispiel von Thomas Harris:

Erster Akt

(Im Haus eines Paars.)
(Die Frau hat zum ersten Mal einen wunderbaren gebackenen Schinken für ihren Mann zubereitet. Zum ersten Mal für sie, nicht für den Mann)

Er *(probiert)*: »Köstlich. Warum hast du das Endstück abgeschnitten?«

SIE: »Das macht man so bei gebackenem Schinken.«

ER: »Das stimmt nicht. Ich habe schon öfter gebackenen Schinken gegessen, und der war ganz.«

SIE: »Mag sein, aber wenn man das Endstück abschneidet, lässt er sich besser zubereiten.«

ER: »Das ist doch Quatsch! Warum?«

SIE *(zweifelnd)*: »Meine Mutter hat es mir so beigebracht ...«

ER: »Fragen wir deine Mutter.«

Zweiter Akt

(Im Haus der Mutter.)

SIE: »Mama, wie macht man gebackenen Schinken?«

MUTTER: »Man mariniert ihn, schneidet das Endstück ab und schiebt ihn in den Ofen.«

SIE *(zu ihm)*: »Siehst du!«

ER: »Aber warum schneidet man das Endstück ab?«

MUTTER *(zweifelnd)*: »Na ja ... Die Marinade, die Backzeit ... Meine Mutter hat es mir so beigebracht!«

ER: »Fragen wir die Großmutter!«

Dritter Akt

(Im Haus der Großmutter)

SIE: »Oma, wie macht man gebackenen Schinken?«
GROSSMUTTER: »Ich mariniere ihn ordentlich, lasse ihn drei Stunden ruhen, dann schneide ich das Endstück ab und lass ihn bei langsamer Hitze garen.«
MUTTER *(zu ihm)*: »Siehst du!«
SIE *(zu ihm)*: »Siehst du!«
ER *(stur)*: »Aber warum schneidest du das Endstück ab?«
GROSSMUTTER: »Na ja, damit der Schinken in den Ofen passt! Mein Backofen ist so klein ...«

(Vorhang)

Das ist für mich ein sehr anschauliches Beispiel.

Nun ist das Problem ein anderes: Wie unterscheide ich eine sinnvolle Erinnerung von einer unsinnigen? Wie trenne ich Erkenntnis und Erfahrung vom Vorurteil (etymologisch betrachtet, ein vorher gefasstes Urteil)?

Das ist womöglich eine der größten Herausforderungen, wenn wir versuchen, unser Leben in Verbindung mit dem Hier und Jetzt zu leben.

Mir ist klar, dass ich dir nur einige Hinweise geben kann:

1. Erfahrungen werden global, von der gesamten Person, erlebt (*holistisch*, wie Fritz Perls sagen würde). Vorurteile finden nur intellektuell statt.
2. Erfahrungen können jederzeit von mir in Frage gestellt werden, ohne Konflikte hervorzurufen. Vorurteile sind ausschließlich, sie lassen keine Revision zu.
3. Erfahrungen bringen mich in Kontakt mit dem, was ich erlebe. Vorurteile verhindern dies.
4. Zusammenfassend lässt sich sagen: Erfahrungen bereichern meine Sensibilität, mein Fühlen, mein Erleben, meine Vorstellungen … Vorurteile machen mich klein, kapseln mich ein. Vorurteile sind, in einem Wort, eine Konditionierung.

Kommen wir zur Ausgangsfrage zurück. Wenn die Vorstellung von geistiger Gesundheit die Vorstellung von Freiheit umfasst, können wir nicht über Therapie sprechen, ohne uns von Konditionierungen zu lösen.

Ich bezweifle nicht, dass es durchaus die Absicht der klassischen Psychoanalyse ist, Konditionierungen aufzubrechen. Manchen Kollegen geht es aber lediglich darum, kranke Konditionierung durch andere, »gesündere« zu ersetzen. Doch es sind immer noch Konditionierungen.

Was ich und andere wollen, ist, Konditionierungen wirklich zu lösen. Dem Individuum seine Freiheit zurückzugeben, die Fähigkeit, zu wählen, zu handeln, zu leben … In letzter Konsequenz die Fähigkeit, eine eigene Entscheidung zu treffen.

Eine Entscheidung zu treffen und die Verantwortung dafür zu übernehmen.

Ich spreche hier von einer ENTSCHEIDUNG, nicht von Optionen. Nicht davon, unerwünschte Alternativen auszuschließen und den Rest zu behalten.

Es ist, als würde ich an einer Weggabelung stehen. Der eine Weg ist aus Samt, der andere voller Dornen. Ich entscheide mich für den aus Samt, weil Dornen weh tun. Du schlägst denselben Weg ein, weil der Samt dich fasziniert. Du triffst eine Entscheidung, ich wähle eine Option.

Ich schweife ab …

Wenn ich mein Handeln an den Erwartungen meiner Eltern ausrichte, einer moralischen Vorgabe, einem gesellschaftlichen Konzept oder einem religiösen Gebot, übernehme ich NICHT die Verantwortung für das, was ich tue! (Schließlich, so mache ich mir vor, kann derjenige, der gehorcht, nichts falsch machen.)

Bin ich hingegen ich selbst, ein erwachsener Mensch, der sich nichts vormacht, kann ich trotzdem Eltern, eine Moral, Gesellschaft und eine Religion haben, aber ich muss mich weder erklären oder rechtfertigen, noch Zuflucht bei ihnen suchen.

Ich treffe eine Wahl und übernehme die Verantwortung dafür.

Aber Vorsicht! Eine Wahl zu treffen, bedeutet auch, dass ich für alles verantwortlich bin, was ich tue oder sage, genau wie für das, was ich nicht tue oder sage. Das Einzige, wofür ich nicht verantwortlich bin, sind meine Empfindungen. Meine Empfindungen suche ich mir nicht aus; ich kann nichts tun, um anders zu empfinden.

Zurück zum Thema.

Du fragst mich, warum ich Arzt geworden bin.

Ich glaube, das weiß ich nicht. Und wenn ich es wüsste, möchte ich es gerne vergessen. Würdest du mich hingegen fragen, wozu ich Arzt geworden bin, habe ich eine ganz deutliche Antwort: Ich bin Arzt geworden, um *auf diesem Weg* zu wachsen.

Brief 3

Meine liebe Freundin,

okay, okay ... Du überschüttest mich mit Fragen.

Was den letzten Satz meines vorangehenden Briefs angeht – »Ich bin Arzt geworden, um auf diesem Weg zu wachsen« –, so erinnere ich mich an einen Satz von Dr. Saslavsky (die ich gerne meine berufliche »Mutter« nenne): »Die Patienten sind der Vorwand für unser eigenes Wachstum.«

Und das ist so wahr!

Ich sehe förmlich die Fragezeichen in deinen Augen.

»Wie jetzt? Ein Vorwand? Ihr seid doch Therapeuten? Ihr helft uns also nicht, sondern benutzt uns?« Und Dutzende Fragen mehr, von denen ich weiß, dass du sie innerhalb von dreißig Sekunden stellen kannst.

Gehen wir der Reihe nach vor!

Wenn ein Patient zum ersten Mal in meine Praxis kommt, erkläre ich ihm unter anderem, wie wichtig für mich die beidseitige Entscheidung in einer therapeutischen Beziehung ist. Das heißt, nicht nur er entscheidet sich für mich als Therapeut, sondern umgekehrt auch ich mich für ihn als Patient – oder eben nicht.

Im Allgemeinen treffe ich diese Entscheidung intuitiv. Ich spüre einfach, ob ich einer Person helfen kann und will, ob ich sie mag, ob sie mein Interesse weckt oder was auch immer.

Nach dieser Entscheidung, die für gewöhnlich innerhalb von zwei oder drei Sitzungen fällt, beginnen wir miteinander zu arbeiten.

Ich betone: MITEINANDER.

Das Verhältnis ist kein hierarchisches.

Ich bin kein Genie und der andere ein Dummkopf, ich bin kein Lehrer und der andere mein Schüler. Wir sind zwei Personen mit unterschiedlichen Erfahrungen, mit unterschiedlichen Einstellungen im Sein, Fühlen und Denken.

Gut, wir schenken der persönlichen Problematik der anderen Person mehr Aufmerksamkeit als meiner, aber das liegt nur daran, dass wir davon ausgehen – und ich betone, es ist nur eine Annahme –, dass ich eine Menge gesehen und verinnerlicht habe.

Das ist mein einziger Vorteil. Der Vorteil der anderen Person ist, dass sie mit Sicherheit wesentlich mehr über ihre Probleme weiß als ich.

Wenn nun beide ihren Beitrag leisten, steigen die Möglichkeiten, innerlich zu wachsen, um ein Vielfaches. Nicht nur die meines Klienten (früher störte mich dieses Wort; heute finde ich es wesentlich angemessener als »Patient«), sondern auch meine.

Jeder gesunde Kontakt mit dem Anderen ist eine Bereicherung für mich, umso mehr, wenn ich meinen Beitrag dazu leisten kann.

Es klingt paradox, etwas zu gewinnen, indem man gibt, und doch empfinde ich es so.

Wenn ich gebe, erlebe ich den Akt des Empfangens durch den anderen als Geschenk seinerseits … Genauso gebe ich dem anderen etwas, indem ich das annehme, was er mir gibt.

Für mich ist *Geben* etwas anderes als *Schenken* oder *Investieren*.

Geben impliziert eine Beidseitigkeit: Ich empfange, indem ich gebe. Denn wenn ich gebe, nimmst du etwas von mir an, und gleichzeitig gibst du mir etwas von dir – dein Annehmen.

Beim *Schenken* hingegen gibt es diese Beidseitigkeit nicht. Ich gebe etwas, bekomme aber nichts. Wenn ich dir etwas schenke, lasse ich dir etwas zuteilwerden, das in gewisser Weise immer dir gehörte. (Wenn ich dir eine Schallplatte kaufe, dann erwerbe ich sie *für dich*; sie hat nie mir gehört.)

Investieren nenne ich es, wenn man etwas gibt und im Gegenzug eine spätere Kompensation erwartet, wenn möglich mit Zinsen. Wenn ich eine Investition tätige, gebe oder schenke ich dir nichts, sondern stelle dir etwas zur Verfügung, das weiterhin mir gehört, in der Erwartung, dass du es mir mit angemessener Rendite zurückgibst.

Die Selbstdiagnose ist einfach:

> Wenn ich gebe, empfange ich.
> Wenn ich schenke, bekomme ich nichts.
> Wenn ich investiere, erwarte ich, etwas vom anderen zu bekommen.

Verstehst du jetzt, was ich damit sagen will, dass ich mich für diese Art des Wachsens entschieden habe?

Das ist der Grund, weshalb ich meinen Beruf als ständige Bereicherung empfinde. Es ist Egoismus im besten Sinne.

Im Unterschied zu anderen Behandlungsmethoden geht es beim therapeutischen Ansatz – dem, der hilft, der nützlich ist – nicht um eine stimmige Interpretation, die richtige Medikation oder einen guten Rat. Das einzig Therapeutische ist die Beziehung zwischen meinem Klienten und mir.

Was macht diese Beziehung aus?

Liebe.

Ja, Liebe! Wir werden später noch darauf zu sprechen kommen, was dieses Wort bedeutet, das so oft missbraucht, verfälscht und in Misskredit gebracht wird. Fürs Erste sei gesagt, dass dies für mich eine unabdingbare Voraussetzung ist, um einen Patienten oder eine Patientin anzunehmen: Dass ich in der Lage bin, ihn oder sie im besten und reinsten Sinn des Worts zu lieben.

Ich bin oft gefragt worden, ob es nicht riskant sei, einen Patienten zu lieben. Nein, das finde ich nicht, wobei ich grundsätzlich davon ausgehe, dass eine psychotherapeutische Behandlung *immer* ein gewisses Risiko birgt.

Fritz Perls, der Begründer der Gestalttherapie, behandelte einmal eine Frau, die mehrere Suizidversuche hinter sich hatte. In einer therapeutischen Übung fand sie heraus, dass sie in Wirklichkeit nicht sich selbst töten wollte, sondern ihren Mann.

Nach der Sitzung verließ die Patientin die Praxis und versuchte einige Stunden später, ihren Mann umzubringen.

Selbst in diesem extremen Fall halte ich es nach wie vor für gesünder, dass die Frau ihrem wahren Wunsch auf den Grund ging, statt ihn, weil sie sich diesen nicht gestattete, in Autoaggression umzuwandeln.

Ich glaube, wenn es ihr möglich gewesen wäre, darüber zu sprechen und ihr Mordverlangen zu äußern, wäre es vielleicht – nur vielleicht – nicht nötig gewesen, tatsächlich den Versuch zu unternehmen.

Jedenfalls birgt jede ernst zu nehmende Therapie ein gewisses Risiko, doch das, so finde ich, ist die Mühe wert.

Brief 4

Liebe Freundin,

wenn ich einen Brief von dir bekomme, vibriert und schwingt etwas in mir.

Ausgiebig betrachte ich den Umschlag … Die Briefmarke … Deine Schrift … Warst du angespannt? Oder hattest du es eilig?

Ich nehme mir Zeit, um innerlich in Kontakt mit dir zu treten, bevor ich den Inhalt lese …

Jeder deiner Briefe ist ein Stückchen von dir, das du mir gibst … Und umgekehrt ist es genauso …

Ich stelle mir vor, ich wäre ein Briefumschlag. Man steckt einen Brief an dich hinein, schließt mich, schreibt deine Adresse auf meinen Bauch und bringt mich zur Post …

Jetzt kommt der schwierigste Teil: der Stempel. Autsch!

Man wirft mich zusammen mit anderen Zufallsgefährten in einen Postsack und bringt mich ins Flugzeug.

Ich reise nach Norden. Es ist magisch, diese Reise

mit anderen Gefährten zu unternehmen. Abermillionen geschriebener Wörter überbringen ähnliche Botschaften wie die meine. Oder auch nicht …

Dort ist der Brief einer Mutter an ihren Sohn. Weiter unten eine Mahnung. Gleich daneben ein Weihnachtsgruß und etwas weiter weg ein auffällig bunter Gefährte mit großen Buchstaben und schönen Zeichnungen. (Ich frage mich, was er verkauft.)

Das Flugzeug landet …

Wir werden sortiert, kommen in einen Lastwagen …

Dann befinde ich mich in der Tasche des Briefträgers … Gleich bin ich da! Die Türklingel schellt. Eine Tür wird geöffnet und … Da bist du!

Was für eine Freude, in deinen Händen gehalten zu werden!

Es fühlt sich so gut an, von dir angesehen zu werden.

Du setzt dich und streichelst mich … Ganz vorsichtig öffnest du mich und nimmst den Brief heraus, um ihn zu lesen … (Wie schön zu sehen, dass du dir Zeit nimmst.) Du liest. Blickst zur Decke … Liest weiter und lächelst …

Jetzt steckst du den Brief wieder in den Umschlag. Wieder deine zärtlichen Hände.

Du bringst mich in dein Zimmer und verwahrst mich in einer Schublade, neben anderen Briefen, deiner Schmuckschatulle, einigen Schlüsseln und einem Exemplar von *Der kleine Prinz*. Die Schublade mit deinen Schätzen.

Dort bleibe ich ...

Manchmal ziehst du die Schublade auf und betrachtest mich. Andere Male habe ich das Gefühl, in Kontakt mit dir zu sein, ohne dass du mich überhaupt siehst.

Heute ist ein weiterer Umschlag angekommen. Du hast ihn auf mich gelegt, genauso liebevoll, wie du es mit mir getan hast, und ich habe keine Eifersucht verspürt. Im Gegenteil, ich habe mich größer und wichtiger gefühlt.

Ich habe das Gefühl, ein weiteres Glied in der Kette zu sein und gleichzeitig das wichtigste Glied in der Kette, die dich mit Jorge verbindet ... Mit mir.

Nun bin ich wieder ich selbst, und doch habe ich mich dir durch die Vorstellung, ein Briefumschlag zu sein, näher gefühlt. Noch näher.

Es ist so schön, immer, wenn ich möchte, zu dir zu reisen, um dich zu sehen und mit dir zusammen zu sein!

Es ist so schön, dich zu lieben!

Es ist so schön, dass es dich gibt!

Brief 5

Liebe Claudette,

ich frage mich, ob deine Fragen jemals aufhören. Du willst wissen, wie ich über das psychoanalytische Konzept der Neurose denke?

Ich finde das eine hervorragende intellektuelle Übung, die zweifellos zum besseren Verständnis neurotischer Störungen beiträgt. Ich muss dir allerdings sagen, dass es meiner Meinung nach nicht notwendig ist, den Weg der Elektronen oder die Theorie Alexander Voltas zu kennen, um eine Glühbirne zu wechseln oder ein Bügeleisen zu reparieren.

Dafür genügen wie so oft der gesunde Menschenverstand, genaues Hinschauen und empirisches Lernen.

Ein Neurotiker ist jemand, der sein Leben nicht genießt.

Jemand, dem die Dinge *widerfahren*.

Jemand, der permanent unzufrieden ist.

Jemand, der andere und sich selbst manipuliert.

Ein Neurotiker ist jemand, der sein Leben damit verbringt, sich selbst Gruben zu graben, um dann hineinzufallen.

Dieser Satz gefällt mir gut. Ich finde ihn klar und anschaulich.

Du wirst fragen: Wie sehen diese Fallgruben aus?

Im Wesentlichen weist eine neurotische Person vier Merkmale auf:

1. *Unreife*
2. *Anhedonie* (Was für ein Wort! Gemeint ist die Unfähigkeit, nicht-soziale Ereignisse als lustvoll zu erleben oder körperliche Erfahrungen als angenehm zu verarbeiten.)
3. *Vermeidung*
4. *Mangelnde Abgrenzung zwischen innen und außen*

1. Unreife ist ein Mangel an Reife, wobei *Reife* als Prozess stetigen Wachstums zu verstehen ist. Diese mangelnde Reife zeigt sich darin, dass die Rückversicherung durch die Umgebung über den Selbstwert gestellt wird.

Prozess bedeutet Veränderung innerhalb einer Zeit.

Wachstum bedeutet Ausweitung des Ichs.

Stetig bedeutet, dass dieser Prozess im Laufe des Lebens keinen Anfang und kein Ende hat.

Was die *Rückversicherung durch die Umgebung* und den *Selbstwert* angeht, so begnüge dich fürs Erste mit der offensichtlichen Bedeutung dieser Begriffe. Weitere Erklärungen zu diesem Punkt sollten wir uns für einen späteren Brief aufheben.

2. ANHEDONIE ist die Unfähigkeit, das eigene Tun als lustvoll zu erleben.

Dabei ist es gleich, wie sehr man sich bemüht, wie wichtig das Erreichte ist oder wie angemessen das Verhalten. Der Neurotiker erlaubt sich keine Freude, zumindest keine vollständige, gesunde Freude.

3. VERMEIDUNG ist der Mechanismus, durch den der Neurotiker verhindert, dass ein Prozess auf natürliche Weise verläuft und zu einem Abschluss kommt.

Wenn ich den Weg von A nach B ständig meide, werde ich niemals ankommen.

Das beste Beispiel ist der Prozess der *Irritation*. Wenn mich etwas *irritiert*, habe ich zwei Möglichkeiten: a) Ich versuche, das Gefühl zu übergehen oder b) Ich lasse den Zustand zu.

Im ersten Fall handelt es sich um Vermeidung. Vielleicht erreicht man so ein scheinbares Gefühl der Ruhe, doch diese Ruhe beruht darauf, dass ich aus der Angst des Irritiertseins »herausgehe«, statt herauszufinden, was mich irritiert.

Irritiert zu sein, ist ein normaler Prozess des Bewusstwerdens. Nur durch den Kontakt mit meinem Ent-Decken zeigt sich die Realität.

Im zweiten Fall, wenn ich das Gefühl nicht vermeide, lasse ich zu, dass der Prozess vollständig durchlaufen wird, um so aus ihm herauszufinden. Die Irritation zu überwinden, ist oft die Folge davon, dass ich mich ganz auf sie einlasse.

Gewissheit ist generell eine Folge des Zweifelns. Deshalb ist ein *Ich weiß nicht* eine Öffnung und der positivste Weg zur Realität.

Vermeidungsstrategien verdammen mich dazu, eine nicht abgeschlossene Situation aufrechtzuerhalten, die weitere Vermeidungen nach sich zieht.

4. Mangelnde Abgrenzung zwischen innen und aussen ist der vielleicht deutlichste Ausdruck neurotischen Verhaltens. Mir darüber im Klaren zu sein, dass meine Haut die Grenze zwischen der Außenwelt und meiner Innenwelt ist, klingt wie eine Phrase, und doch ist es ein Punkt, der häufig ursächlich für die anderen drei Punkte ist.

Wenn ich mit dem Anderen interagiere und er mir sagt, was ihn stört, was ihm gefällt oder was ihn schmerzt, kann ich nur in Kontakt mit mir selbst treten, wenn ich weiß, dass *der Andere außerhalb von mir ist* und ich mich folglich nur mit mir selbst befassen kann. Denn »Ich stecke immer in meiner eigenen Haut«.

Du erinnerst dich bestimmt, dass ich sehr gerne »Das ist deine Sache« oder »Das ist seine Sache« sage … Diese Sätze sind für mich Ausdruck meines Wissens um das *Außen* und *Innen.* Ich glaube fest daran, dass ein Großteil der Auseinandersetzungen, Enttäuschungen, Erwartungen und Opfer, die wir durchmachen, eines natürlichen Todes sterben würde, wenn wir alle uns diesen Unterschied bewusst machten, diese Grenze, die unsere Haut setzt.

Auf dieser Basis versuchen wir als Therapeuten, unseren Patienten zu helfen.

Wenn es uns gelingt, dass auch nur einer von ihnen erkennt, was *innen* ist und was *außen*, wenn es uns gelingt, dass er keine Vermeidungshaltung einnimmt, sein Da-Sein genießt und sich auf sich selbst verlässt, indem er die Verantwortung für sein Handeln übernimmt, dann verlieren wir einen Klienten, aber er gewinnt ein neues Leben.

Brief 6

Meine liebe Freundin,

dir zu schreiben, ist eine meiner größten Freuden im Leben …

Ich freue mich natürlich, dass dir meine Briefe gefallen, und noch mehr freut mich mein eigenes Vergnügen daran …

Ich könnte schreiben: »aber noch mehr freut mich …«, doch das hätte eine andere Bedeutung.

Das Wort *aber* ist eine sprachliche Falle. Wenn ich *aber* sage, versuche ich, das zuvor Gesagte ganz oder teilweise zurückzunehmen.

»Ich habe nichts gegen Schwarze, *aber* …«

Und noch bevor ich weiter zuhöre, weiß ich, derjenige hat etwas gegen Schwarze.

Es ist mir wichtig, Wörter gemäß ihrer eigentlichen Bedeutung zu verwenden. Es hilft mir dabei, die Verantwortung für das zu übernehmen, was ich sage und tue, Verantwortung für das, was ich bin, Verantwortung für mich selbst.

Jedes Mal, wenn ich mich dabei ertappe, wie ich *aber* sage, versuche ich, es durch ein *und außerdem* zu ersetzen. Wenn die Formulierung passt, verwende ich diese Form. Passt sie nicht, gibt es zwei Möglichkeiten: Entweder ist der erste Teil des Satzes nicht das, was ich wirklich sagen will, oder ich versuche bewusst, ihn zurückzunehmen, vielleicht, um den zweiten Teil zu betonen, vielleicht, um eine paradoxe Behauptung aufzustellen.

Wie dem auch sei, es hilft mir immer, einen unklaren Bereich meiner selbst wahrzunehmen.

Wahrnehmung ist so wichtig!

Seit ich Fritz Perls gelesen habe, gefällt mir diese Art, den Prozess der mentalen Gesundheit zu beschreiben.

Wie anders klingt *wahrnehmen* als *sich bewusst werden*!

»*Sich bewusst werden*« klingt für mich intellektuell, rational, kalt und partiell. *Wahrnehmen* ist absolut. Ich nehme etwas mit meinem ganzen Sein wahr, organisch, wie es die Gestalttherapie lehrt.

Schon Perls hatte in seinen letzten Lebensjahren Abstand von dem Begriff der Gestalttherapie genommen und nannte sie »*Awareness Therapy*«, die Therapie des Gewahrseins, des Wahrnehmens.

Das von ihm geschaffene Konzept ging über die Gestaltpsychologie hinaus, auf die Perls bei seiner kreativen Arbeit zurückgriff. Folglich ist der Begriff *Gestalttherapie* inzwischen eine prätentiöse Bezeichnung, Lichtjahre entfernt von der Dynamik und dem Prozess im therapeutischen Austausch.

Während ich dies schreibe, habe ich das Gefühl, ungerecht zu sein. Ich spreche von Gestalt, als wäre sie eine Psychologie, eine Technik oder eine Therapieform, dabei ist sie so viel mehr: Sie ist eine Lebensphilosophie, eine Art, zu denken und zu sein.

Ich schweife schon wieder ab!

Ich möchte dir von den Fallstricken der Sprache erzählen.

Es ist, als ob die Sprache, die wir verwenden, um mit anderen zu kommunizieren, nicht immer exakt wiedergibt, was wir eigentlich sagen wollen.

Manchmal bin ich ich
Und meine Sprache ist meine Maske

Stellen wir uns zum Beispiel vor, dass ich dir Folgendes sagen will: »Als du mich gestern beleidigt hast, war ich stinkwütend und hätte dir am liebsten den Stuhl über den Schädel gezogen.«

Wenn ich meine Maske aufsetze, sage ich zu dir: »Hin und wieder bringt die Aggressivität jeden mal aus der Ruhe.« (???)

Achte mal darauf, wie unscharf, mehrdeutig und unkonkret dieser zweite Satz ist: »Hin und wieder (wann?) bringt die Aggressivität (welche? wessen? wem gegenüber?) jeden (wen?) mal aus der Ruhe (was geschieht?).«

Ein anderes Beispiel. Ich sage zu dir: »Hättest du

vielleicht Lust, einen Kaffee zu trinken?« statt: »Ich würde gerne einen Kaffee mit dir trinken. Leistest du mir Gesellschaft?«

Häufig formulieren wir Fragen, statt zu sagen, was wir wirklich denken.

Das sind unsere »Hehlersätze«.

Versuche ich jedes Mal, wenn ich eine Frage stelle, der eigentlichen Botschaft auf den Grund zu gehen, die sich dahinter verbirgt, werde ich viele Aussagen erkennen, die ich verschweige.

Fragen bedeutet auslassen. Ich behalte einen Teil dessen, was ich sage, oder die gesamte Aussage für mich zurück.

Eine Frage ist nicht verpflichtend. Ich spreche, ohne etwas zu sagen. Ich habe eine Maske auf.

Weshalb mache ich das? Ich möchte, dass die anderen mich mögen (?), anerkennen und akzeptieren und froh sind, eine so angenehme und liebenswerte Person wie mich zu kennen. Ich habe Angst, zurückgewiesen, verlassen, kritisiert und nicht geliebt zu werden.

Also öffne ich die Requisitenkiste und verkleide mich: eine Knubbelnase, ein bisschen Schminke, einen hübschen Hut, witzige Schuhe und vor allem Anzug und Krawatte (man sollte schließlich immer die Form wahren ...). Ich mache dir etwas vor, schwindle dich an, belüge dich ...

Du akzeptierst meine Maske, magst meine Maske,

bewunderst meine Maske ... Und wenn ich es gut mache, bemerkst du es nicht einmal und glaubst, du stellst gerade eine Beziehung zu mir her.

Irgendwann bemerke ich es und beginne dich zu vermissen. Ich will, dass du in Kontakt mit mir trittst. Mit meinem wahren Ich.

Ich nehme die Nase ab, wische die Schminke weg, lege den Hut, die Schuhe, den Anzug und die Krawatte ab. Ich verstaue alles in der Requisitenkiste und räume sie gut weg, damit sie nicht im Weg ist.

Jetzt!
Jetzt bin ich ich selbst.
Komm mit mir.
Sieh mich an.
Berühre mich.
Rieche mich.
Hör mir zu.
Ich bin ich.

Ja, jetzt lehnen mich mehr Menschen ab, und ja, weniger Menschen lieben mich, aber (und hier passt das *aber*) wenn ich dir begegne, dir!, und du mich so akzeptierst, wie ich bin ... Was für eine Freude! Stell dir vor, was für eine Freude!

SETZ KEINE MASKE FÜR MICH AUF. ICH MÖCHTE MIT DIR ZUSAMMEN SEIN!

Brief 7

Liebe Claudia,

weshalb bist du so ungeduldig? (Ich lüge. Das ist keine Frage.)

Hetz dich nicht … (Schon wieder eine Lüge.)

Hetz *mich* nicht!

Es geht nicht um Wissen, es geht um *Wahrnehmung*.

Wenn wir die Semantik, die Grammatik und die Etymologie verwenden, um etwas »richtig zu formulieren«, gelingt es uns vielleicht, uns gut auszudrücken, aber das hat nichts mit dem Prozess der Wahrnehmung zu tun.

Wenn ich den Akzent darauf lege, *wie* wir sprechen, ist das ein Weg (es mag andere, bessere geben), eine Methode, in diesem Prozess voranzukommen.

Eine der sprachlichen Fallen, über die ich in jüngster Zeit arbeite, ist das »Ich muss« …

Der Starermittler stürzt in den Raum und überrascht den Verbrecher noch mit der Pistole in der Hand. Neben ihm liegt die Leiche seines besten Freundes. Der Mörder lässt sich ohne nennenswerten Widerstand die Handschellen anlegen und wird abgeführt, während er mit verzerrten Gesichtszügen, den Blick ins Leere gerichtet, immer wieder beteuert: »Ich musste es tun! Er wusste zu viel!«

Er musste es tun? Was soll das heißen, er »musste es tun«? Wer hat ihn dazu gezwungen?

Genau das machen wir täglich, wenn wir davon sprechen, dass wir etwas *tun müssen.*

Ich muss impliziert eine Verpflichtung, einen Zwang, eine Vorgabe.

Wenn ich glaube, dass ich etwas tun oder sagen *muss*, sage ich stattdessen *ich entscheide* oder *ich beschließe*. Wenn ich etwas zu tun beschließe, hilft mir das, mich vollständig für mein Handeln verantwortlich zu fühlen. Und dann kann das, was ich tue, angenehm sein, selbst wenn es nicht das ist, was mir am besten gefällt. An einem *Ich muss* kann nichts Angenehmes sein.

Nicht immer entscheide ich mich für das, was mir am liebsten ist. Manchmal verzichte ich auf das, was mir am liebsten wäre, um etwas anderes zu bekommen (meinen Job zu behalten, zum Beispiel).

In jedem Fall übernehme ich mit meinem *Ich ent-*

scheide oder *Ich beschließe* die Verantwortung, ich bin Herr meiner selbst, bin ganz und gar ich.

Der beste Weg, das in aller Deutlichkeit zu spüren, ist, wenn es um uns selbst geht.

Versuche, eine Liste mit deinen *Ich muss* zu erstellen. Formuliere, ohne lange zu überlegen, sechs oder sieben Sätze, die mit »*Ich muss*« beginnen …

Ich muss ....
Ich muss ....
Ich muss ....
Ich muss ....
Ich muss ....

Jetzt ersetze das *Ich muss* durch *Ich entscheide*, *Ich beschließe* oder *Ich will …*

Ich entscheide, ich beschließe und ich will ....
Ich entscheide, ich beschließe und ich will ....
Ich entscheide, ich beschließe und ich will ....
Ich entscheide, ich beschließe und ich will ....
Ich entscheide, ich beschließe und ich will ....

Probiere diese neuen Sätze an wie ein Kleidungsstück, um zu sehen, ob sie dir passen …

Vielleicht hast du den Eindruck, dass einige nicht passen. Lass dir Zeit. Behalte sie vor Augen, und früher oder später wirst du feststellen, dass dies die Realität ist.

Es gibt nicht viele echte *Ich muss* im Leben: essen, trinken, atmen … Was noch?

Ich stelle mir die Situation des *Ich muss* als Steinzeitmenschen vor, der einen tonnenschweren Felsbrocken auf den Schultern trägt: Er schwitzt, er leidet, er klagt, er stöhnt, aber er macht weiter …

Das *Ich entscheide* macht den Felsbrocken nicht kleiner, aber jetzt stelle ich ihn mir auf primitiven Rädern vor, und unser Steinzeitmensch sitzt obendrauf und gibt auf ihn acht. Sein Gesichtsausdruck hat sich verändert. Er weiß, dass er jederzeit absteigen kann, wenn er das möchte.

Ich werde ein bisschen kindisch. Ja! Es macht mir Freude, mich wie ein Kind zu fühlen.

Ich fände es schön, wenn diese Briefe nicht aus Worten bestünden, sondern aus Zeichnungen, Gemälden oder Skulpturen, Ausdrucksformen, die nicht zu dir sprechen, sondern dich fühlen lassen, was ich fühle.

Es ist kein Geheimnis, dass meine künstlerischen Fähigkeiten beschränkter sind als mein Wunsch nach umfassenderen Ausdrucksformen, also begnüge ich mich fürs Erste mit Worten, obwohl sie oft nicht ausreichen.

Ich weiß, dass du alles verstehst, *auch das, was ich mit Worten sage.*

Brief 8

Sonne, Sand und
Meer …
Stille und
Frieden …
Grün, Gelb und
Blau …
Wind, Licht und
Musik …

… Das alles bin ich
im Urlaub am Strand.

Brief 9

Liebe Freundin,

ich denke, du solltest fürs Erste damit beginnen, Krishnamurti zu lesen.

Zumindest habe ich so angefangen.

Nach meinem Examen machte ich meine fachärztliche Ausbildung, zunächst im Krankenhaus, dann an verschiedenen Kliniken und schließlich, wie so viele andere, auf eigene Faust.

Für diejenigen meiner Kommilitonen, die sich für die Psychoanalyse entschieden hatten, war die Sache wesentlich klarer: Einzeltherapie, Arbeitsgruppen, didaktische Therapie und das war's.

Für mich hingegen war dieser Weg nichts. Ich wusste, dass die Psychoanalyse nur eine von siebzig oder mehr Formen der Psychotherapie war, und *ich hatte beschlossen, eine Wahl zu treffen.*

In meinen Klinikjahren hatte ich zumeist mit psychotischen Patienten zu tun. Bei ihnen hieß die Behandlungsmethode unmittelbare, ehrliche und direkte Zugewandtheit. Alles weitere – Medikation, klinische Studien, Umgebung – waren Ergänzungen zu dem, was Michael Balint »die Droge Arzt« nennt. Ich lernte, diese Droge mit Umsicht einzusetzen und darauf zu achten, keine zu niedrige und somit wirkungslose Dosis zu verabreichen, noch eine Überdosis zu geben, die wie jedes Medikament Vergiftungen, Widerwillen oder anderweitige Nebenwirkungen zur Folge haben kann.

Damals dachte ich, *ich* würde meine Patienten heilen. Das bedeutete, dass es zwischen dem Medizinmann eines Stammes, der Zwiesprache mit den Göttern hielt, und mir nur einen zeitlichen und räumlichen Unterschied gab, aber von der Grundstruktur her waren wir gleich. Oder noch schlimmer: Da ich nicht sonderlich gläubig war, war ich selbst Gott, und obwohl ich niemals so dachte, erinnere ich mich, dass einige meiner Verhaltensweisen genau dieser Phantasie entsprachen.

Später änderte sich meine Einstellung: Nicht ich war es, der heilte, sondern die Medizin. (»Die Medizin …« »Die Heilkunst«) Was für eine Überheblichkeit! Was für eine Anmaßung! Was für ein Blödsinn!

Erst viel später wurde mir klar, dass die Medizin nicht heilt, und, schlimmer noch, *ich* auch nicht.

Mit Ausnahme der Chirurgen (die eigentlich nicht heilen, sondern etwas entfernen) und der Antibiotika beschränkt sich die Medizin darauf, dem Kranken zur Seite zu stehen, ihn »logistisch« bei seinem Heilungsprozess zu unterstützen und eine Reihe von Richtlinien vorzugeben, die dafür sorgen, dass dieser Prozess schneller, schmerzfreier und mit weniger Folgen vonstattengeht.

Was also ist unsere Rolle?

Achtsam zu sein.

In der Geburtshilfe lernt man, dass neun von zehn Geburten normal und ohne medizinische Intervention verlaufen. Bei den übrigen gilt als generelle Richtschnur für die Fachärzte, so wenig wie möglich einzugreifen.

Auch auf dem Gebiet der mentalen Gesundheit bestätigen sich diese Prozentzahlen.

Zurück zum Thema …

Damals war ich unglaublich wissbegierig. Ich las alles, was mir an Fachliteratur zu Biologischer Psychiatrie, Psychoanalyse, Verhaltenstherapie, Psychopharmakologie und sogar Symboltherapie in die Finger kam. Alles war hilfreich und half *mir* weiter.

Inzwischen hatte ich begonnen, Privatpatienten bei mir zu Hause zu behandeln. Meine Vorgehensweise war absolut intuitiv. Warum sollte das, was bei Psychotikern half – Zuwendung und Interesse an ihrer Person – nicht auch bei Neurotikern funktionieren?

Ich legte meine Sichtweise des Problems dar, verwies auf Verhaltensmöglichkeiten, gab Ratschläge und verschrieb Medikamente, vor allem aber *verlangte ich von meinen Patienten, dass sie sich heilten.*

Oft trat bei meinen Patienten *tatsächlich* eine Besserung ein ...

Heute verstehe ich das. Sie fühlten sich geliebt und wertgeschätzt. In einigen Fällen verbesserte sich ihre Symptomatik durch die Tatsache, dass *ich* mich mit ihnen beschäftigte, und das durchbrach den Teufelskreis aus Angst, Frustration, Antriebslosigkeit und Depression.

Irgendwann entdeckte ich das Buch *Psychodrama* von Jacob Levy Moreno. »Endlich!«, dachte ich. Das Psychodrama ist eine handlungsbetonte, anwendungsbezogene Methode der Psychotherapie.

Ich nahm Kontakt zu Kollegen auf, die das Psychodrama praktizierten.

Je länger ich mich mit der psychodramatischen Methode befasste und sie in der Anwendung sah, desto mehr war ich von ihrer Dynamik angetan, doch die theoretische Sprache war noch sehr psychoanalytisch und stellte mich nicht zufrieden.

Jemand empfahl mir das Buch *Ich bin o. k. – Du bist o. k.* von Thomas Harris[1]. Obwohl es ein Bestseller im amerikanischen Stil ist, stellte ich beim Lesen fest, dass es zwischen der Transaktionsanalyse und dem Psychodrama Berührungspunkte gab, die man in einer Methode zusammenführen konnte.

---

1 Harris, Thomas A.: *Ich bin o. k. – Du bist o. k.* Reinbek, Rowohlt 1976.

Und ich begann Berne zu lesen. Eric Berne gab mir wertvolle Werkzeuge an die Hand, die ich heute häufig anwende und sicherlich noch lange nutzen werde. Sehr klare, einfache, didaktische und vor allem nützliche Werkzeuge.

Sicherlich, seine schematische Herangehensweise störte mich ein wenig, aber das war ein so kleiner Kritikpunkt, dass ich ihn nicht entscheidend fand.

Ich arbeitete viele Jahre mit Berne, den Methoden des Psychodramas und meiner eigenen Intuition.

Meine therapeutische Arbeit erschien mir fundierter, und ich fühlte mich in der Praxis freier.

Vor einigen Jahren kam es zu einer erneuten Begegnung mit Zulema Leonor Saslavsky (meiner beruflichen Ziehmutter), genannt »July«.

Ich hatte July einige Monate vor meinem Examen in Medizin kennengelernt. Ich spielte damals in einer Theatergruppe, und gemeinsam hatten wir eine kleine Revue auf die Beine gestellt, in der ich den Conférencier gab.

Eines Abends nach der Vorstellung stellte mir jemand Dr. Saslavsky vor. Wir plauderten ein wenig, und sie erzählte mir, dass sie Psychiaterin sei. Ich erzählte ihr, dass mir noch drei Scheine bis zum Abschluss fehlten und dass ich darüber nachdachte, mich auf Psychiatrie zu spezialisieren.

July überreichte mir ihre Visitenkarte und sagte:

»Wenn du deinen Doktortitel hast, komm in der

Klinik vorbei, wenn du magst. Vielleicht kannst du in meinem Team arbeiten.«

Am Freitag, dem 23. Mai, schloss ich meine Promotion ab, und am Montag, dem 26. Mai, ging ich in die Klinik, um nach Dr. Saslavsky zu fragen. July war gerade in einem Behandlungsgespräch. Ich wartete zwei Stunden auf sie. Als sie mich sah, erinnerte sie sich sofort an mich und ihr Angebot. Sie fragte mich, weswegen ich da sei. Ich antwortete, dass sie mir angeboten habe, in der Klinik zu arbeiten, und ob ich …

Sie unterbrach mich und fragte erneut, weswegen ich da sei. Ich erklärte, dass die Klinik einen sehr guten Ruf im Bereich der Psychopathologie habe, deshalb …

July seufzte, sah mich fest an und fragte ein drittes Mal, weswegen ich da sei. Ich antwortete:

»Um zu lernen.«

»Gut. Dann bis morgen früh um sieben Uhr dreißig.«

Die zwei Jahre bei July in der Klinik waren hart. Und lohnend. Zwei Monate nachdem ich dort angefangen hatte, rief man uns zu einem Patienten, der auf der chirurgischen Station lag. July unterhielt sich mit ihm, las seine Krankenakte, sprach mit dem zuständigen Arzt und verschrieb ihm dann einige Medikamente. Wir verließen den Behandlungsraum und gingen in die Cafeteria. Ich sagte:

»Ich hätte ihm keine Medikamente gegeben.«

July blieb abrupt stehen, drehte sich um und sagte:

»Du nicht. Ich schon.«

Erst viele Jahre später verstand ich diese »pädagogischen Maßnahmen«.

Nachdem ich im Krankenhaus aufgehört hatte, sah ich July jahrelang nicht mehr. Eines Tages fragte mich Lita, ob ich ihr eine weibliche Therapeutin empfehlen könne. Ich mag Lita sehr und dachte: »Nein, nicht irgendeine Therapeutin. Die beste!« Und wer ist die beste? Dr. Saslavsky! Ich machte mich auf die Suche und fand ihre Nummer in der veralteten Broschüre einer Sozialstation. Ich rief sie an, und wir trafen uns. Es war elf Uhr an einem Samstagmorgen im Winter.

Als wir auf berufliche Themen zu sprechen kamen, erzählte ich ihr ausführlich, was ich in der Praxis machte. July sagte:

»Was du da machst, ist Gestalttherapie!«

»Was?«

»Gestalttherapie.«

»Ich habe keine Ahnung, wovon du sprichst.«

Sie stand auf, zündete sich eine Zigarette an, kam zu mir und gab mir einen Kuss. Sie sagte:

»Ich glaube, es wäre gut für dich, dich mit der Philosophie der Gestalttherapie zu befassen.«

Und ohne eine Antwort abzuwarten (vielleicht, weil sie sie schon kannte), stand sie auf, ging zu ihrem Bücherregal und begann, Bücher herauszusuchen.

»Dieses und dieses, das hier nicht, dieses erst später, das hier auch, dieses und dieses und das noch …«

Schließlich balancierte sie einen ganzen Stapel Bücher zu ihrem Platz zurück.

»Lies das, dann reden wir weiter. Fang hiermit an.« Und sie deutete auf *Vollkommene Freiheit* von Krishnamurti[2].

»Was hat Psychotherapie mit hinduistischer Philosophie zu tun?«

July zündete sich eine weitere Zigarette an (ich habe nie verstanden, wie sie es schafft, so viel zu rauchen) und wiederholte:

»Lies das, dann reden wir weiter.«

Und ich, der damals sehr eigensinnig, sehr unstet, sehr kritisch, nicht sehr diszipliniert, aber vor allem nicht dumm war, begann zu lesen …

So fand ich zu Krishnamurti.

Es war eine Offenbarung. So viel Klarheit, so viel Tiefe, so viel Anspruch … Ich war überrascht.

Oder wie er sagen würde: »Es kommt nicht darauf an, ob wir einer Meinung sind. Es ist nicht wichtig, ob ihr euch daran erinnert, was ich sage. Studiert mich nicht, folgt mir nicht, gehorcht mir nicht. Lasst nur zu, dass etwas zwischen euch und mir passiert.«

Und etwas passierte zwischen ihm und mir.

---

2 Krishnamurti, Jiddu: *Vollkommene Freiheit*. Frankfurt a.M., Fischer 2007.

Brief 10

Liebe Claudia,

deine Idee, diese Briefe zu sammeln, damit auch andere sie lesen können … berührt mich.

Ich weiß nicht, ob das, was ich für dich aufschreibe, von Wert ist; aber die Vorstellung, diese Gedanken eines Tages in einem Band zusammenzufassen, gefällt mir wirklich gut.

Vielleicht ist auch *Das Buch vom Es* meines Urgroßvaters auf diese Weise entstanden.

Und hier bin ich nun, ein halbes Jahrhundert später, hänge dieser Vorstellung nach und verwandle sie nach und nach in eine konkrete Idee.

Ich lasse diese Idee in mir reifen … Sie nimmt Gestalt an, verfestigt sich, wird zum konkreten Wunsch.

Wenn ich sie hege und pflege, wenn ich ihr Raum gebe, sich zu entfalten, wird sie irgendwann zu einem Projekt werden. Und wenn ich so weit bin, muss ich nur noch einen Plan aufstellen: eine Strategie, Vorgehensweise und Umsetzung.

Diese Abfolge – Vorstellung, Idee, Wunsch, Plan,

Strategie, Umsetzung – ist die gesündeste Art, meine Wünsche in eine adäquate Handlung zu überführen.

Ein Projekt (das sich nach vorne richtet) ist etwas ganz anderes als eine Erwartung (die sich von Warten ableitet).

In der Erwartung ist meine Haltung passiv. Ich warte schlichtweg darauf, dass etwas geschieht.

Welche Haltung ich einnehme, hat etwas mit meiner persönlichen Einstellung zu tun.

Wie ich bereits sagte, ist ein Projekt die Reaktion auf einen Wunsch (»Ich möchte das«, »Ich würde gerne«, »Ich habe Lust darauf«).

Eine Erwartung hingegen geht auf ein Bedürfnis zurück, eine Notwendigkeit (»Ich muss«, »Ich sollte unbedingt …«).

Es handelt sich hier um eine weitere Falle aus der Familie des *Ich muss*. Erinnerst du dich?

PATIENT: Ich muss mit Marta sprechen.
ICH: Du musst?
PATIENT: Ja, unbedingt.
ICH: Was würde passieren, wenn du es nicht tust?
PATIENT: Na ja … Ich würde mich sehr schlecht fühlen.
ICH: Stünde deine Existenz auf dem Spiel?
PATIENT: Ja.
ICH: Das glaube ich dir nicht.

PATIENT: Na ja, vielleicht nicht gerade meine Existenz …

ICH: Vergleiche die »Notwendigkeit«, mit Marta zu sprechen, mit deinem Bedürfnis nach Sauerstoff, zum Beispiel.

PATIENT: Klar, das ist was anderes.

ICH: Könntest du es dann anders formulieren?

PATIENT: Ich würde gerne mit Marta sprechen.

ICH: Noch eine.

PATIENT: Es ist mir wichtig, mit Marta zu sprechen.

ICH: Noch eine.

PATIENT: Es würde mir guttun, mit Marta zu sprechen.

ICH: Da ist wieder die Sache mit der Wunschvorstellung. Es würde dir guttun? Und was, wenn Marta dich zum Teufel schickt? Würde dir das guttun?

PATIENT: Schon klar, aber ich möchte mit ihr sprechen.

ICH: Sag das noch mal.

PATIENT: Ich möchte mit ihr sprechen.

ICH: Wie klingt das für dich?

PATIENT: Gut. Sehr gut.

ICH: Versuche, dir bewusst zu machen, ob deine angebliche »Notwendigkeit« nicht dazu dient, dich hinter ihr zu verstecken. Wenn du sagst »Ich muss«, übernimmst du nicht die Verantwortung für dein Handeln. Etwas zu müssen, steht nicht in meiner Macht. Ich habe nichts damit zu tun.

Ich füge mich in etwas Unvermeidliches. »Ich will« hingegen ist ein Ausdruck, in den ich voll und ganz involviert bin.

»**Ich will**« impliziert eine Wahl.

Aus diesen ganzen Überlegungen folgt, dass ich durch mein »Müssen« eine Erwartung schaffe. Es gibt keinen Aktionsplan, sondern lediglich eine duale Haltung gegenüber dem, was passieren wird: Auf der einen Seite die Hoffnung, dass etwas geschieht, und auf der anderen die Angst, dass es nicht geschieht.

Wenn ich meine Wünsche aus diesem »Müssen« heraus erlebe, bedeutet es eine absolute Niederlage für mich, wenn das Ergebnis nicht eintritt.

Das ist im Übrigen ein gutes Beispiel dafür, wie Ängste entstehen.

Angst ist immer eine Erfindung des Denkens, »eine Enttäuschung der in die Zukunft gedachten Vergangenheit«.

Wenn, wie ich dir sagte, die Gegenwart das einzig Wirkliche ist, dann ist alles, was ich auf die Vergangenheit oder in die Zukunft projiziere, nur ein Produkt meines Denkens und **existiert als solches nicht**.

Wenn wir aufbegehren, ist die unheilvolle Konsequenz, die man uns prophezeit, *Verzweiflung* und *Hoffnungslosigkeit*, die nicht ein Mangel an Hoffnung ist, sondern vielmehr ein unendliches Pendeln zwischen Hoffnung und der Gewissheit, dass sie nicht eintreten wird.

Es ist eine Strafe, eine Folter ohne Ende.

Aber es gibt noch eine dritte Möglichkeit: **echte** Hoffnungslosigkeit. Das heißt, das völlige Fehlen von Erwartungen. Ich erwarte nichts von meiner Zukunft.

Ich lasse zu, dass alles, was mir widerfährt, mich überrascht. Ich lebe jeden Moment meines Lebens, ohne ihn vorwegzunehmen. Ich nehme die Gegenwart wahr, **jetzt und hier!**

Klar, wenn wir diesen Gedanken zu Ende denken, werden wir sagen: »Das ist sehr schwierig!« Ja, es ist sehr schwierig. Und?

Natürlich ist es einfacher, sich nicht auf die Realität einzulassen. Es ist einfacher, sich in die Vergangenheit oder in die Zukunft zu flüchten. Es ist einfacher, sich einer Situation zu stellen, wenn man sie schon hundertmal vorweggenommen und alle Alternativen durchgespielt hat … Oder tausendmal … Oder millionenmal …

Warum nicht einfach nur Pläne schmieden, Phantasien nachhängen? Denken! Oder Spielarten davon, wie den lieben Gott oder das Schicksal bitten, uns nicht zu vergessen. Uns auf Prophezeiungen, Astrologie oder Wahrsagerei zu verlassen und auf diese Weise gut vorbereitet zu sein auf alles, was uns widerfahren mag.

Es kommt mir vor wie in dem Witz über den Mann, der eine Nervenheilanstalt besucht und sieht, wie die Patienten im Schwimmbecken strampeln und dabei rufen: »Was wird das schön am Donnerstag!« Der Mann geht zu einem der Kranken und fragt:

»Was ist denn am Donnerstag?«

»Am Donnerstag wird das Schwimmbecken mit Wasser gefüllt!«

Brief 11

Liebe Claudia,

»Das Glück besteht darin, die Dinge geschehen zu lassen.«

So schrieb Barry Stevens.

Und nun schreibe ich es …

Mache es mir zu eigen:

»Das Glück besteht darin, die Dinge geschehen zu lassen!«

Brief 12

Meine liebe Freundin,

stimmt, das Leben ist nicht einfach. Aber es ist wunderschön, und dass es so schön ist, macht es einfach.

Wenn es kompliziert wird und alles schiefgeht, finde ich es hilfreich, die Tatsachen zu betrachten und an ihnen teilzuhaben, ohne mich heldenhaft zu einer bestimmten Haltung zu zwingen (Ich glaube nicht an Heldentum).

Fast immer geschieht dann etwas. Und wenn ich mir Zeit gebe, erkenne ich im nächsten Moment, dass ein Stückchen von allem, was schiefgelaufen ist, mir von Nutzen ist. Irgendetwas daran bereichert mich; die gesamte Situation lässt mich wachsen.

Nehmen wir an, dass du tatsächlich einen Fehler gemacht hast.

Und?

Was macht dieser Fehler mit dir?

Fehler zu machen, heißt zu scheitern.

Scheitern impliziert die vorangehende Erwartung, alles richtig zu machen.

Eine Erwartung ist ein Vor-Urteil.

Ein Vorurteil ist eine Konditionierung.

Eine Konditionierung ist eine Tür, die ich zuschlage.

Wenn du deine Fehler als Scheitern erlebst, verschließt du dir Türen.

Fehler zu machen, ist ein Teil des Lernprozesses (ohne Fehler kein Wachstum).

Fehler zu machen, ist eine Art, etwas auf neue Weise zu machen, etwas Neues zu schaffen. Fehler zu machen, heißt, mir meines Muts bewusst zu werden und ja, zuweilen auch meiner Dummheit.

Meiner Dummheit! Ich kenne nur wenige Menschen, die so dumm sind wie ich, wenn ich dumm bin. Und das Schlimmste (oder das Beste) daran ist, dass ich mich normalerweise so über meine eigene Dummheit amüsiere, dass es eine Rückkopplung gibt und meine Dummheit noooooch länger dauert …

Der einzige Grund, den ich finde, mich über meine Fehler zu ärgern, ist die Angst vor Kritik. Davor, dass die anderen mich kritisieren und merken, dass ich **nicht perfekt** bin. Wie furchtbar! Wie kann ich sie derart enttäuschen? Oder ist es vielmehr so, dass *ich* mich für perfekt halte? Könnte es sein, dass *ich* der Enttäuschte bin?

Letztendlich bin ich gar nicht so sicher, ob die Kritik der anderen wirklich mich meint. Womöglich kritisierst du mich und meinst in Wirklichkeit den Anteil von mir, der identisch ist mit dem, was du an dir selbst nicht magst.

Das klingt stimmig.

Immer, wenn mich etwas am anderen stört, merke ich, wie viel von mir selbst in seinem Verhalten steckt.

Sein Verhalten ärgert mich, wenn ich mich genauso verhalte oder verhalten könnte. Oder wenn ich mir dieses Verhalten selbst nicht zugestehe.

Wie Hugh Prather sagt: »Ein Stein stört mich nur dann, wenn er mir im Weg liegt.«

Im Übrigen ist das eine gute Methode (Methode?), um in mir nach jenen Anteilen zu suchen, die ich nicht nach außen trage.

Was stört mich an mir, wenn mich das Verhalten eines anderen so aufbringt?

Wenn ich mir diese Frage stelle, fällt meine Kritik am anderen wesentlich angemessener aus, denn letztendlich gilt sie nicht ihm, sondern mir, und ich gebe gut auf mich acht und versuche, milde mit mir selbst zu sein.

Du wirst sagen: Deine Kritik hat also immer etwas mit dir selbst zu tun? Aber dann hilft mir das, was du sagst, nicht weiter! Es bringt mir nichts, mit dir zu reden. Wie kannst du mir helfen, wenn du mich nur als Leinwand für dein eigenes Verhalten benutzt?

Langsam …

Zunächst einmal hast du dir mit Sicherheit mich als Leinwand ausgesucht, weil ich eine gute Leinwand für dein Verhalten bin. In irgendeiner Weise projizierst du etwas auf mich, das mehr oder weniger auch auf dich zutrifft. Und zum anderen kann ich gewiss sein, dass deine Kritik – auch – im Zusammenhang mit meinen eigenen dunklen Anteilen oder meiner eigenen Kritik an meinem Verhalten steht, wenn sie mich ärgert oder eine Verteidigungshaltung (in Form von Erklärungen, Rechtfertigungen) in mir auslöst.

Es könnte aber auch sein, dass deine Kritik nur eine Projektion ist und nicht auf mich zutrifft. In diesem Fall empfinde ich nichts; ich werde nicht wütend, verteidige mich nicht, versuche nicht zu beweisen, dass du falschliegst … Wenn ich dich mag und du mir wichtig bist, kann ich dir vor Augen führen, dass das, was du mir sagst, womöglich **auch** etwas mit dir selbst zu tun hat. Das ist das Beste, was ich tun kann.

Es ist ein magischer Moment, wenn ich zum ersten Mal erkenne, dass ich mit meiner Kritik an dir im Grunde **mich selbst** meine.

Wie durch Zauberei öffnet sich ein Weg in eine wundervolle Welt, der uns einlädt, ihm zu folgen. Es ist die Welt dessen, was wir im Anderen sehen.

In der Begegnung mit dem Anderen projizieren

wir, internalisieren, imaginieren, identifizieren, kritisieren und lieben wir.

Wie beginnen wir, einen anderen zu lieben? Alles beginnt mit dem Mechanismus der projektiven Identifikation (oder wenn dir das besser gefällt, mit dem Mechanismus der identifizierenden Projektion).

Ich begegne also einem anderen, in dem ich – ob es den Tatsachen entspricht oder nicht – Anteile meiner selbst erkenne (im Schaubild als schraffierte Flächen dargestellt): Erster Schritt – Projektion. Und da der andere genauso ist wie ich, identifiziere ich mich mit ihm: die Identifikationsphase. Er und ich sind gleich, »als wären wir ein und dieselbe Person«.

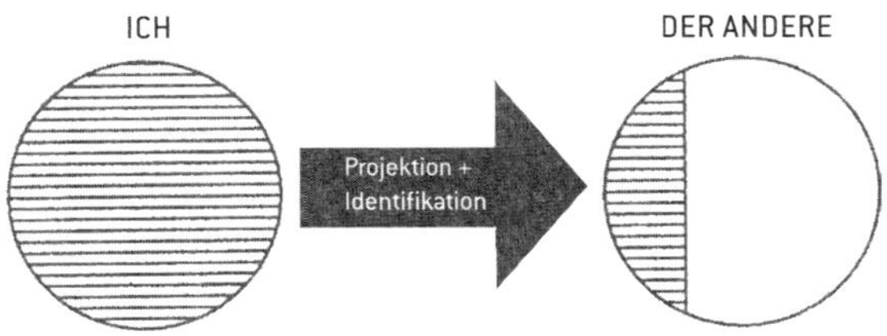

Ich liebe dieselben Anteile an ihm, die ich auch an mir mag und wertschätze. Und ich hasse dieselben Anteile an ihm, die ich bei mir selbst ablehne und hasse.

Die Natur hat uns in ihrer Weisheit einen Mund und einen Hintern gegeben.

Den Mund, um alles aufzunehmen, was uns begegnet (Nützliches und weniger Nützliches). Den Hintern, um Nicht-Verwertbares auszusondern und zurückzulassen.

Das ist Stoffwechsel pur.

Wir nehmen Verwertbares auf und scheiden den Rest aus. Genial!

Lernen wir von unserem Verdauungstrakt. Lernen wir von unserem Körper.

Die Antwort liegt immer in uns selbst, wir müssen sie nur suchen wollen, um sie zu finden.

Brief 13

Liebe Claudia,
nachdem ich den Umschlag zugeklebt und den letzten Brief abgeschickt hatte, hatte ich das Gefühl, dass meine Gedanken konfus und verworren waren. Dieses Gefühl habe ich noch immer.

Ich merke, dass dieses Gefühl mit der Tatsache zusammenhängt, dass das Thema Kritik und implizite Projektion für mich eine fundamentale Frage ist.

Ich wäre so gerne klar, schlüssig und überzeugend gewesen, und während ich dies schreibe, macht mich mein Wunsch, überzeugend zu sein, wütend.

»Was versuchst du zu beweisen, indem du überzeugend bist?«

»Ich weiß es nicht. Ich glaube, ich möchte, dass Claudia sich ihrer eigenen Projektionsmechanismen bewusst wird.«

»Und was geht das dich an?«

»Ich liebe sie, und weil ich sie liebe, möchte ich das Beste für sie.«

»Das Beste für sie ist ihre eigene Freiheit. Wenn sie das, was du schreibst, als konfus empfindet, kann sie nachfragen oder sagen ›Das verstehe ich nicht‹.«

»Stimmt.«

»Also?«

»Es ist wohl eher so, als versuchte ich, (mir) zu beweisen, wie intelligent ich bin.«

»Aha. Dein altes Problem mit der Allmacht.«

»Ja. Ich glaube schon. Und außerdem der Kontakt mit meinen Grenzen. Manchmal habe ich das Gefühl, dass ich Dinge nicht so vermitteln kann, wie ich es möchte.«

»Deine Grenzen stehen dir also im Weg.«

»Wenn ich meine Grenzen nicht akzeptiere, *stehen sie mir im Weg.*«

Jetzt stehen sie mir nicht mehr im Weg.

Sobald eine Situation geklärt ist, ist meine Aufmerksamkeit wieder frei für anderes.

Unsere Fähigkeit, uns Dinge bewusst zu machen, ist beschränkt.

Vor allem meine!

Brief 14

Meine Liebe,
du hast teilweise recht, wenn auch nicht ganz.

Mein Gesprächspartner in dem Dialog aus dem letzten Brief war genau genommen nicht ich selbst. Fritz Perls schreibt sinngemäß:

»Ich, Fritz, kann nicht mit Ihnen nach Hause gehen. Ich kann nicht ständig Ihr Therapeut sein. Aber Sie können Ihren eigenen, persönlichen Fritz haben und *ihn* mitnehmen. Er weiß viel mehr als ich, weil er eine Schöpfung jedes Einzelnen ist. Ich kann nur mutmaßen, interpretieren oder Theorien aufstellen, was Ihr Erleben betrifft. *Ich kann den Finger in die Wunde legen, aber nicht den Schmerz spüren.*«

Ich habe alles von Fritz Perls gelesen. Ich habe Filmaufnahmen von seinen Sitzungen gesehen. Ich habe alle Mitschriften seiner Gruppentherapien gesammelt, die ich bekommen konnte. Ich habe alles verschlungen, was andere, die ihn kannten, über ihn geschrieben haben. Ich glaube, ich kenne seine Art zu sein, zu denken und zu fühlen.

Wenn ich in einer Situation nicht weiterkomme, schließe ich die Augen und stelle mir vor, Fritz Perls säße vor mir.

Er trägt immer einen Bauernkittel, eine weite beige Hose und Jesuslatschen. Seine Kleidung ist ungepflegt, sein Bart nachlässig gestutzt, das schüttere, ungekämmte Haar fällt ihm in die Stirn. Er hält eine brennende Zigarette in der Rechten und ein Taschentuch in der Linken. Er sieht mich fest an, und ich merke, dass er bereit ist, mit mir zu arbeiten.

Wenn ich in einer Situation nicht weiterkomme und einen Therapeuten brauche, wende ich mich an diesen Fritz …

(Therapeutenspinnereien, oder?)

Brief 15

Meine liebe Freundin,

ich habe mir eine gestalttherapeutische Übung ausgedacht: Ich stelle mir vor, ich sei eine Fotokamera.

Es fällt mir schwer, mich zu beschreiben. Ich bin eine Kamera mit einer speziellen Form. Natürlich: Ich bin einzigartig. Es gibt viele ähnliche, aber keine wie mich.

Ich bin vollständig dafür ausgestattet, meine Funktion zu erfüllen: *diesen* Augenblick wiederzugeben, das, was genau jetzt passiert.

Diesen Augenblick.

Der Augenblick davor ist schon vorbei, und der nächste noch nicht angebrochen. Beide sind für mich unerreichbar …

… und das gefällt mir.

Um eine gute Kamera zu sein, muss man die Wirklichkeit gut abbilden.

Der Mechanismus ist folgender:

Zuerst suche ich das, was meine Aufmerksamkeit weckt.

Ich stelle es vor mich hin.

Messe die Distanz zwischen dem Objekt und mir.

Ich wähle einen sinnvollen Abstand. Der Abstand, für den ich mich entscheide, ist nicht immer derselbe. Bei einigen Dingen gehe ich näher ran, von anderen halte ich mich eher fern.

Dann nehme ich behutsam – denn mein Mechanismus ist sehr empfindlich – das Außen in mich auf.

Ich habe einen sehr empfindlichen Film und kann viele Fotos machen. Die Filmspule ist nahezu unendlich lang, meine Lebensdauer als Kamera hingegen nicht. Es wird der Moment kommen, in dem meine Existenz endet.

Der Gedanke daran macht mir keine Angst, es ist Teil meines Seins als Kamera.

Unterdessen ist es mir wichtig, das, was ich sehe, immer genauer abzubilden. Mein Bild der Außenwelt wird nie »perfekt« sein, aber darauf kommt es mir eigentlich auch nicht an.

Zu meiner Ausrüstung gehören einige Linsen und Filter, die meine Möglichkeiten erweitern.

Manches lassen die Filter durch, anderes nicht. Das kann sehr hilfreich sein. Sie verhindern zum Beispiel, dass schädliche Dinge durchdringen (wie etwa ein zu starker Reiz). Sie ermöglichen es, meine Eindrücke in einen speziellen Farbton zu tauchen (alles rosa zu sehen oder blau oder grau).

Es ist genial! Aber es kann auch gefährlich sein, wenn ich vergesse, dass ich die Dinge aufgrund des Filters so sehe.

Die Linsen dienen dazu, mein Gesichtsfeld zu erweitern oder zu begrenzen. Mit der einen kann ich jedes kleinste Detail sehen; mit der anderen habe ich einen umfassenden Panoramablick auf die Ereignisse. Wenn ich die richtige Linse für das verwende, worum es mir geht, ist alles gut.

Jedes Ereignis braucht eine andere Zeitspanne, um festgehalten zu werden. Deshalb ist eine meiner Funktionen die Einstellung der Belichtungszeit. Alle Prozesse brauchen ihre Zeit, die jeweils von der Geschwindigkeit der Ereignisse, ihrer Intensität und meinem Interesse abhängt. Wenn etwas lange Zeit braucht, benutze ich ein Hilfsmittel, das ich immer bei mir habe: ein Stativ. Es erlaubt mir, bequem abzuwarten, bis das geschieht, worauf ich warte, ohne Gefahr zu laufen, aus Ungeduld das Falsche wiederzugeben.

Wenn ich ohne Erwartungen, ohne Ziel und mit offener Blende umherlaufe, kann es passieren, dass der Selbstauslöser aktiviert wird. Plötzlich spüre ich ein »Klick!« und stelle erst später fest, was ich aufgenommen habe.

Diese Fotos sind oft die besten. Nichts Gestelltes oder Beabsichtigtes, nichts Willkürliches. Nur das unvorhergesehene, spontane »Klick!«.

Fast hätte ich etwas Wichtiges vergessen. Ich habe einen Deckel. Wenn ich ihn aufsetze, verschwindet die Welt und ich bin nur in Kontakt mit mir selbst. Das ist sehr hilfreich, um ein wenig Abstand von dem zu bekommen, was war, und um mich zu erholen.

Es ist sehr wichtig, den Film nach jedem Foto vorsichtig weiterzudrehen. Das ist eine Einschränkung, die man immer im Hinterkopf haben muss!

Ich kann immer nur ein Foto auf einmal machen.

Jeder Versuch, zwei Situationen auf einmal aufzunehmen, wird zu einer Doppelbelichtung (undeutliches Bild) oder einer Unterbelichtung (kein Bild) führen.

Glücklicherweise ist es mir vor einiger Zeit gelungen, eine Sicherheitsvorrichtung zu aktivieren, die dafür sorgt, dass der Film erst weitertransportiert, wenn eine Situation vollständig abgeschlossen ist.

Diese Vorrichtung ist eine große Hilfe, aber ich ziehe es vor, die Einschränkung stets selbst vor Augen zu haben.

Ich kann mich nur mit einer Sache auf einmal befassen.

Genau das …

Ich kann mich nur mit einer Sache auf einmal befassen.

Brief 16

Liebe Claudia,

es gibt keine spanische Übersetzung für den Begriff »Gestalt«.

Im Deutschen kann es die Bedeutungen »Form« oder »Gesamterscheinung« haben. Im Spanischen wäre es so etwas wie ein zusammengesetztes Wort mit der Bedeutung »Figur-Hintergrund«.

Wie ich bereits sagte, als ich über die Kamera schrieb, können wir uns nur mit einer Sache gleichzeitig befassen. Diese Sache ist die »Figur«. Der Rest, der ganze Rest, ist der »Hintergrund« für das, womit ich mich in diesem Moment beschäftige.

Von Zeit zu Zeit tritt etwas aus dem Hintergrund in den Vordergrund und wird zur Figur, während sich die vorherige Figur auflöst oder in den Hintergrund tritt.

Das sind die beiden einzigen Möglichkeiten, um von einer Figur zur anderen zu gelangen. Entweder ich rücke die erste Figur in den Hintergrund oder ich löse sie auf.

Eine der deutlichsten graphischen Umsetzungen

dieses Phänomens ist die Rubin'sche Vase, ein Vexierbild mit zwei sich anschauenden Gesichtern und einem Pokal. Man kann entweder den schwarzen Pokal auf weißem Grund sehen oder die weißen Gesichter auf schwarzem Grund, aber niemals beides gleichzeitig. Ist klar, oder?

Ein praktisches Beispiel (und dasjenige, das July mir gab) könnte folgendes sein: Ich führe gerade eine interessante Unterhaltung mit dir. Plötzlich spüre ich Druck auf der Blase, was ich so einordne, dass ich pinkeln muss.

Da ich unsere Unterhaltung nicht unterbrechen will, gelingt es mir für eine Weile, meinen Harndrang in den Hintergrund zu schieben und die Unterhaltung als Figur zu behalten.

Dauert die Unterhaltung allerdings länger, wird irgendwann der Moment kommen, in dem der Harndrang so stark wird, dass ich ihn nicht mehr in den Hintergrund schieben kann.

Wenn ich mich weiter auf unser Gespräch konzentrieren will, muss ich es für einige Minuten unterbrechen und aufs Klo gehen, um es danach weiterzuführen. Andernfalls bin ich bei beidem nicht bei der Sache: weder bei dir noch beim Pinkeln.

Wenn man etwas verdrängt oder unterdrückt, befindet man sich in einer Situation, in der zwei (oder mehr) Figuren darum konkurrieren, aufgelöst zu werden. Zwei Inhalte konkurrieren miteinander und erreichen damit paradoxerweise nur, dass sie ungelöst bleiben.

Zu unterbrechen bedeutet paradoxerweise nicht, dich ein paar Minuten warten zu lassen. Unterbrechen bedeutet, in der Unterhaltung mit dir zu bleiben und mich gleichzeitig mit etwas anderem zu befassen.

In der Gestalttherapie ist das Thema der Unterbrechung und daraus folgernd der nicht abgeschlossenen Situationen der Ausgangspunkt jeder therapeutischen Arbeit: sich in jedem Moment mit dem Jetzt und Hier zu verbinden.

Das ist kein neues und nicht einmal ein ursprünglich gestalttherapeutisches Konzept. 1927 führte die russische Psychologin Bljuma Zeigarnik ein Experiment durch, das später von anderen Wissenschaftlern aus dem Bereich der Verhaltensforschung bestätigt wurde.

Zeigarnik nahm eine zufällig ausgewählte Gruppe (Kinder, Erwachsene und ältere Personen beider Geschlechter) und sagte den Probanden, dass sie ihnen eine Reihe von Aufgaben (zwanzig) stelle, die sie innerhalb einer bestimmten Zeit lösen sollten. Die Aufgaben umfassten das Lösen von Rechenaufgaben, die Ergänzung von Texten, das Abzeichnen von Figuren und die Konstruktion von Objekten aus Würfeln oder anderen Materialien.

Unabhängig davon, wie schnell die Probanden arbeiteten, ließ sie diese nur die Hälfte der Aufgaben lösen. Die Probanden wurden unterbrochen, bevor sie mit der zweiten Hälfte fertig waren, und darauf hingewiesen, dass die Zeit vorbei sei. Nun begann das eigentliche Experiment. Die Probanden wurden gebeten, eine Liste der Aufgaben zu erstellen, die sie bearbeitet hatten.

Das Ergebnis: Die meisten Probanden erinnerten sich wesentlich besser an die nicht fertiggestellten Aufgaben.

Viele baten darum, ihnen die entsprechenden Aufgaben noch einmal vorzulegen (obwohl sie wussten, dass das Experiment abgeschlossen war), um sie abschließen zu können. In einigen Fällen suchten sie sogar in den Stapeln nach den ungelösten Aufgaben, wenn man sie allein ließ, oder sahen sich auf dem Schreibtisch der Wissenschaftlerin um, um sie beenden zu können.

Die Tatsache, dass man sich an unerledigte Aufträge besser erinnert als an erledigte, die seither als Zeigarnik-Effekt bekannt ist, wurde seinerzeit als Beleg dafür interpretiert, dass es zu einer aufgabenspezifischen Spannung kommt, die erst abgebaut wird, wenn die Aufgabe abgeschlossen ist. Andernfalls bleibt die Spannung erhalten und ist nicht für andere Aufgaben verfügbar.

Ich verstehe den Zeigarnik-Effekt als klares Beispiel dafür, wie unabgeschlossene Situationen zwar zurückgestellt und in den Hintergrund unseres Bewusstseins verschoben werden können, wo sie eine bestimmte Zeit bleiben, aber früher oder später werden sie wieder zum Vorschein kommen und Gestalt annehmen, weil sie nach einer Lösung verlangen.

Einige Jahre später führten andere Wissenschaftler Zeigarniks Experiment in abgewandelter Form weiter.

Diesmal gab man den Probanden die nicht gelösten Aufgaben zurück, ließ sie die Hälfte davon fertigstellen und brach dann erneut ab. Im Anschluss wurden die Probanden wieder gefragt, an welchen Aufgaben sie gearbeitet hatten, und man stellte auch diesmal fest, dass die nicht abgeschlossenen Aufgaben doppelt so gut in Erinnerung geblieben waren. Auch interessant: Zunächst abgebrochene und später fertiggestellte Aufgaben blieben nicht besser in Erinnerung als die, die beim ersten Versuch abgeschlossen wurden (Hexerei, oder?).

Überspitzt ausgedrückt: Wenn nicht abgeschlossene Situationen im Hintergrund darauf drängen, gelöst zu werden, kann ich mich nicht auf eine Figur konzentrieren, und meine Fähigkeit, mich mit dem Jetzt und Hier zu verbinden, sinkt auf null.

Vor ein paar Wochen, es war an einem Freitag gegen vier Uhr nachmittags, bekam ich plötzlich starke Bauchschmerzen. Mir war übel, und ich fühlte mich auf einmal sehr abgeschlagen (ein Arzt hätte gesagt, ich hätte mir den Magen verdorben).

Jedenfalls sah ich mich nicht imstande, die Patienten zu behandeln, die einen Termin bei mir hatten, und vor allem hatte ich keine Lust, sie zu behandeln. Also schrieb ich einen Zettel, auf dem stand: »Heute findet keine Sprechstunde statt. Tut mir leid, dass ich nicht früher Bescheid sagen konnte.«

Ich hängte die Nachricht an die Tür und ging nach Hause.

Einige meiner Patienten fragten nicht nach. Andere fragten nach, und ich sagte ihnen, dass ich nicht in der Verfassung gewesen sei, sie so zu behandeln, wie ich es gewollt hätte, da es Dinge gegeben habe, die mich davon abhielten. Als Ema, eine meiner Patientinnen, diese Antwort hörte, stand sie auf, kam zu mir, gab mir einen Kuss und sagte: »Danke!«

Ich war überrascht. Sie setzte sich wieder hin und sagte: »Das bestätigt mir einmal mehr, dass Sie wirklich *da* sind, wenn Sie da sind!«

Jedes Gesamtbild aus Figur und Hintergrund ist eine »Gestalt«.

Wenn eine Situation in den Vordergrund tritt, dann deshalb, weil sie nach einer Lösung verlangt. Wenn ich sie aufschiebe (wie in dem Beispiel mit dem Pinkeln), ist mir bewusst, dass ich sie irgendwann lösen werde. Tue ich das nicht, wird die ungelöste Situation immer wieder in den Vordergrund drängen und den natürlichen Ablauf der Dinge unterbrechen.

Gelingt es mir hingegen, jede Figur zu lösen, wenn sie in Erscheinung tritt, die Gestalt *abzuschließen*, die sich in der zu lösenden Figur offenbarte, und mich in diesem Augenblick mit der Figur zu befassen, dann erreiche ich in dem Moment, in dem die Figur sich auflöst und bevor eine neue Figur (aus dem Hintergrund) an ihre Stelle tritt, einen Zustand völliger Harmonie und inneren Friedens, den Zustand des *Satori*.

Bei uns Westlern hält dieser Zustand nur einen kurzen Moment an, weil im nächsten Augenblick etwas anderes aus dem Hintergrund zum Vorschein kommt und der Prozess von Neuem beginnt.

Bei Menschen aus dem fernöstlichen Kulturkreis kann dieser Zustand über Tage oder Wochen anhalten.

Bis wir diesen Punkt erreichen (was ich bezweifle), sollten wir versuchen, immer mehr Situationen dann aufzulösen, wenn sie in den Vordergrund treten, um Harmonie zwischen außen und innen herzustellen.

Unterbrich dich nicht ... Verdränge nichts ... Lass es zu ... Lass dir Zeit ... Lass dir Raum ...

Schließlich bist du für dich der Mittelpunkt deiner Welt, so wie ich der Mittelpunkt meiner Welt bin.

Brief 17

Ja, das klingt egozentrisch.

Es *ist* egozentrisch!

Aber in welcher Welt leben wir?

Besteht die Welt, in der wir leben, aus den Dingen im Außen? Eine Welt, bestehend aus dem, was meine Sinne dort im Außen wahrnehmen?

Scheinbar ist das so. Aber wenn ich heute sterben würde, was würde dann mit diesen Dingen geschehen?

Es ist offensichtlich, dass sie nicht mehr dieselben Dinge wären. Meine Schuhe wären nicht mehr meine Schuhe, mein Körper wäre nicht mehr mein Körper, diese Briefe erhielten eine andere Bedeutung, meine Kinder wären andere … Kurzum: *Meine* Welt würde mit mir verschwinden.

Aber Achtung! Nicht *die* Welt, sondern *meine* Welt.

Zurück zu meiner Frage: Leben wir in der unendlichen Welt der Dinge da draußen, oder leben wir in der begrenzten und zugleich großartigen Welt unserer Dinge, in **unserer Welt**?

Wie sollte ich mich nicht als Zentrum dieses Universums sehen, in dem ich lebe, wenn seine gesamte Existenz von mir abhängt? Wie sollte ich anders empfinden, wenn alle Linien bei mir zusammenlaufen? Wie könnte es anders sein, wenn ich an allem auf irgendeine Weise Anteil habe?

Versteh mich nicht falsch. Das bedeutet nicht, dass ich mich für den Mittelpunkt der Welt hielte. Es wäre schrecklich für uns beide, wenn ich für mich in Anspruch nähme, der Mittelpunkt deiner Welt zu sein oder, noch schlimmer, wenn ich dir diesen Platz in meiner Welt einräumte ... Nein!

Wenn du und ich uns begegnen,
begegnen sich zwei Welten.

Wir sind zwei Universen, die miteinander in Kontakt treten.

Du bist ein Universum, dessen Mittelpunkt du bist.

Und ich bin ein Universum, dessen Mittelpunkt ich bin.

Es wird wunderbar sein,
wenn du und ich uns begegnen ...

Brief 18

Liebe Claudia,

es ist ungefähr drei Uhr nachts, und ich bin soeben aufgewacht. Meine Tochter weinte, und ich stand auf, um sie zu beruhigen.

Als ich wieder ins Bett ging, war »der Schlaf« verschwunden. Nachdem ich mich ein paarmal umgedreht hatte, erkannte ich, dass ich nicht mehr einschlafen würde. Ich musste an den Spruch denken: »Der Schlaf bringt dich dazu, die Augen zu schließen; die Augen zu schließen hingegen, bringt dir keinen Schlaf.«

Also stand ich auf.

Ich sitze in der Küche unseres Sommerhauses. Ich höre das Rauschen des Meers ... Ich stehe auf und trete vor die Tür. Es ist noch stockdunkel. Zum Strand sind es knapp hundert Meter ...

Zu meiner Rechten liegt der Leuchtturm: eindrucksvoll, majestätisch, gewaltig. Er sendet unablässig zwei Lichtbündel aus, die über die Fassade des Hauses, meinen Garten und die Häuser gegenüber streifen und sich dann auf dem Meer verlieren ...

Ich gehe wieder hinein und mache Wasser heiß. Ich möchte einen Mate trinken … Ich hole den Kassettenrekorder, schalte ihn an, das Band mit Barockmusik ist eingelegt …

Vivaldi. Mate. Du. Jetzt das *Adagio* von Albinoni. Noch ein Mate. Ich mit mir. Ich möchte weniger rauchen. Ich will nicht mit dem Rauchen aufhören, nur weniger rauchen. Weniger als was? Weniger als wer? Weniger als ich vor einem Monat.

Vor meinem Urlaub habe ich zwischen vierzig und fünfzig Zigaretten am Tag geraucht, und es tat mir nicht gut. Jetzt rauche ich weniger als zwanzig und fühle mich besser. Ich will noch weniger rauchen, vielleicht fünf oder sechs Zigaretten am Tag.

Du wirst sagen: »Und was interessiert das mich?«

Darauf ich: »Und was interessiert es mich, ob es dich interessiert?«

Darauf du: »Warum beantwortest du eine Frage mit einer Gegenfrage?«

Darauf ich: »Warum nicht?« (Ein alter Witz, ein uralter Hut …)

Inzwischen ist es sechs Uhr. Irgendwann habe ich beschlossen, mit dem Mate zum Strand hinunterzugehen und mir den Sonnenaufgang anzusehen.

Es war sehr schön … SEHR schön.

Seit Jahren habe ich keinen Sonnenaufgang mehr am Strand gesehen. Die Sonne taucht aus dem Meer auf, Hunderte von Möwen fliegen am Ufer entlang …

Und ich bin ein Teil der Landschaft.

Auch ich fühlte mich schön, vollkommen, erleuchtet.

Auch ich fühlte mich warm, ruhig, wunderbar.

Brief 19

Liebe Claudia,

so lange habe ich dir nicht geschrieben!

Ich hatte keine Lust dazu …

Und ich weigere mich, dir zu schreiben, wenn ich keine Lust dazu habe!

Fast immer habe ich die Wahl zwischen Quantität und Qualität. Für mich ist Quantität mit Anstrengung verbunden.

> Wenn ich mich bemühe,
> wenn ich es versuche,
> wenn ich mich unter Druck setze,
> wenn ich mich zwinge …

Dann gebe ich dir mehr, vielleicht sogar viel mehr, aber ich gebe dir nicht mein Bestes.

> Das Beste von mir,
> das Schönste von mir,
> das Konstruktivste von mir …
> Das ist es, was ich dir geben will.

Das, was ohne Anstrengung aus mir heraussprudelt.

Denn Qualität entsteht aus einem inneren Bedürfnis heraus.

Aufgrund eines Musters in unserer Erziehung neigen wir zu dem Glauben, dass aus Quantität Qualität wird.

Wenn wir das Gefühl haben, dass unsere Erwartungen nicht erfüllt werden, fordern wir *mehr*, aber in Wirklichkeit wollen wir *etwas Besseres*. Wir erkennen nicht, dass die Reaktion des anderen auf meine Forderung nicht *besser* sein kann. Seine Reaktion kann nur *mehr* sein.

Wenn ich mich so anstelle, verlange ich von dir, dass du mir *mehr* Aufmerksamkeit widmest, mir *mehr* gibst, mir *mehr* Zeit schenkst, mich *mehr* liebst ... Als könntest du etwas tun, um mich mehr zu lieben!

Wenn ich mich so anstelle, stelle ich letztendlich Forderungen.

Forderungen! Es gibt zwei Arten von Forderungen: Die eine ist explizit und hat zumindest den Vorteil, dass sie ehrlich ist. Die andere ist vage und unterschwellig.

Keine von beiden hat etwas mit *Bitten* zu tun.

Um etwas zu bitten, heißt, meinen Wunsch deutlich zu äußern und dir die Möglichkeit zu geben, ja oder nein zu sagen. Eine Entscheidung zu treffen.

Stelle ich hingegen eine Forderung, werde ich kein Nein akzeptieren. Du hast gefälligst das zu tun, was ich möchte.

Ich habe für mich bereits entschieden, dass du ja sagen musst.

Die schlimmste Art, etwas zu fordern, ist jene, bei der ich dir nicht einmal sage, was ich will. Was ich in diesem Fall von dir erwarte, ist gigantisch.

Zunächst einmal musst du erraten, was ich von dir erwarte, und dann musst du es mir natürlich auch noch geben.

Hier ist die Forderung eine implizite. Ich deute lediglich an, was ich von dir erwarte, und laste mit meinem ganzen Gewicht auf dir …

Wenn du es errätst, nehme ich gnädig an, was du *aus dir heraus* beschlossen hast, mir zu geben. Errätst du es nicht, kann ich dir jederzeit den Vorwurf machen: »Aber du hättest es merken müssen!«

Zu *lernen*, um etwas zu bitten, ist eine der großen Herausforderungen der Persönlichkeitsentwicklung.

Nicht jeder ist in der Lage, um etwas zu bitten. Ich kenne Menschen, die noch nie um etwas gebeten haben, oder »schlechter gesagt«, die nie um etwas bitten konnten.

Sie haben das Gefühl, dass Bitten bedeutet, sich in die Hände des anderen zu begeben. Sie können nicht akzeptieren, dass sie selbst nicht genug sind.

Sie fürchten ihre eigenen Schwächen, und vor allem haben sie panische Angst vor jeder Form von Abhängigkeit.

Viele von ihnen sind stolz darauf, dass sie nie um etwas bitten. Aber wenn du ihre persönliche Geschichte, ihr Verhalten, ihre engsten Beziehungen ein bisschen genauer unter die Lupe nimmst, wirst du immer auf dasselbe stoßen: *versteckte Forderungen*. Und dahinter noch mehr Forderungen.

Das Beste, was ich dir von mir geben kann,
ist das, was ich dir geben will.
Das Beste, was du mir von dir geben kannst,
ist das, was du mir geben willst.
Ich möchte nicht **mehr**.
Ich möchte das **Beste**.

Brief 20

Ich schließe die Augen
und fliege …
Dorthin, wo du bist.
Ich sehe dich.
Komme näher.
Erfasse dich mit meinem Blick.
Noch näher.
Ich berühre dich.
Spüre deine Haut.
Deine kalten Hände (heute sind sie kalt).
Ich rieche dich.
Meine Lippen streifen deine Stirn.
Und du merkst es nicht einmal.
Oder vielleicht doch.
Vielleicht
denkst du in diesem Moment an mich,
ohne zu wissen, warum.

Brief 21

Claudia … Ich weiß nicht, was du mir damit sagen willst: Du hast deine Zeit verschwendet.

Zeit »verschwenden«, Zeit »gewinnen«, Zeit »haben« … Ich habe diese Begriffe nie wirklich verstanden.

Nach Eric Berne gibt es sechs Arten, die Zeit zu strukturieren (und nur diese sechs). Außerdem spricht er davon, dass wir alle »Struktur-Hunger« haben.

Was den Begriff des »Hungers« angeht, das innere Bedürfnis, unsere Zeit zu strukturieren, bin ich anderer Meinung. Ich glaube nicht, dass es Hunger ist, sondern vielmehr eine Gewohnheit, ein kulturelles Muster.

Man will uns glauben machen, dass wir die Zeit strukturieren müssen. Dass wir wissen müssen, was wir mit ihr anfangen.

Bernes Konzept der unterschiedlichen Arten, die Zeit zu nutzen, kann jedoch hilfreich sein, um ein Bewusstsein dafür zu schaffen, *wie* ich meine Zeit nutze.

Nicht *die* Zeit, sondern *meine* Zeit.

Die sechs Aktivitätsarten nach Berne sind:

1. Intimität
2. Spiele
3. Aktivitäten
4. Zeitvertreib
5. Rituale
6. Rückzug

Es ist eine Art Treppe: Die oberste Stufe ist der Punkt, an dem ich in echten Kontakt mit dem Anderen trete.

Intimität hat in diesem Fall nichts mit einer Paarbeziehung zu tun. Berne meint hier jede Beziehung zwischen zwei Menschen, die wahrhaft frei sind und zulassen, dass auch der andere wahrhaft frei sein kann.

Der Begriff der Intimität lässt sich mit dem Thymus assoziieren, einer Drüse, die sich nahe dem Herz hinter dem Brustbein befindet. Der Thymus ist vor allem während der Kindheit aktiv und atrophiert mit zunehmendem Alter. Mit Eintritt der Pubertät bildet er sich nahezu vollständig zurück.

Intimität ist etwas, das ich in meiner Brust fühle, ganz nahe am Herzen, tief in mir drinnen.

Spiele sind sich wiederholende Abläufe, durch die ich mit dem Anderen in Verbindung trete, in dem Glauben, Intimität herzustellen.

Es sind Interaktionen, denen eine verdeckte Botschaft innewohnt, eine tieferliegende Transaktion. Sie werden *Spiele* genannt, weil es Spieler gibt, Regeln, einen Anfang, einen Verlauf und ein Ende, Gewinner und eine Preisverleihung.

Eric Berne schrieb ein ganzes Buch, in dem er sich mit den Spielen befasste, die wir spielen[3]. Eine lohnende Lektüre, wie ich finde.

Als Beispiel sei hier das Dramadreieck nach Stephen Karpman angeführt.

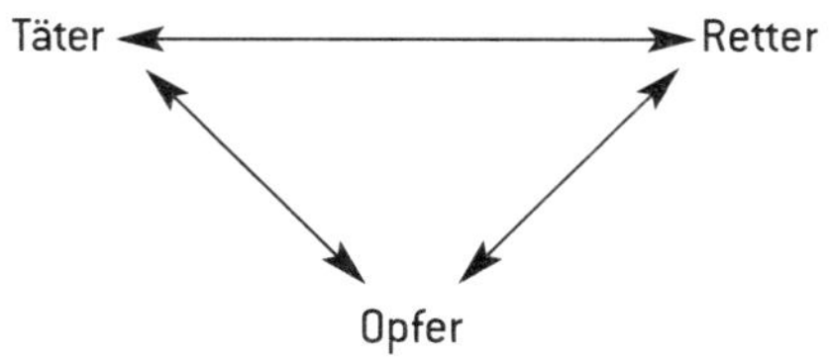

Es beschreibt ein Spiel zwischen drei Personen:

Der Ablauf ist bekannt: Der Täter schadet dem Opfer, und der Retter versucht, dies zu verhindern.

Das alles natürlich nur dem Anschein nach, klar. Denn wenn das Opfer tatsächlich gerettet würde oder der Täter es wirklich beseitigte, wäre das Spiel

3 Eric Berne: *Spiele der Erwachsenen*. Reinbek, Rowohlt 2002.

zu Ende. Aber keiner – ich wiederhole, KEINER – der Spielenden möchte aufhören zu spielen.

Diese Kontinuität lässt sich auf zwei Wegen erreichen. Zwei Spieler mit statischen Rollen – zum Beispiel Täter und Opfer – suchen neue Mitspielende für die dritte Rolle, die für die dramatische Situation notwendig ist.

Ist der Retter müde, gibt auf oder fährt in Urlaub, suchen die anderen beiden einen neuen Spieler.

Die andere Art des Spielens ist wesentlich subtiler und braucht geübte, flexible Spieler, denn sie besteht in einem ständigen Rollenwechsel. Niemand langweilt sich, und es kann ein »professionelles« Niveau erreicht werden.

Ich will ein Beispiel nennen.

Das Kind hat einen dieser schlimmen Tage. Es weint die ganze Zeit, macht in die Hose, ist mit nichts zufrieden … Als die Mutter schimpft, beginnt das Kind, Dinge kaputt zu machen. Die Mutter fühlt sich machtlos und hofft auf das Eingreifen des Vaters: »Warte nur, bis Papa heimkommt!«

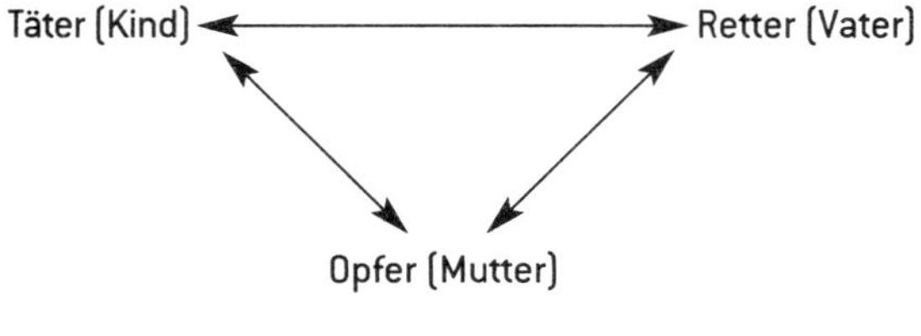

Spielbeginn

Als der Vater nach Hause kommt, erzählt ihm die Mutter, was passiert ist, und verlangt, dass er »etwas« unternimmt. »So kann es nicht weitergehen!«

Der Vater schlägt das Kind. Das Kind weint »herzzerreißend«. Die Mutter geht dazwischen, um es zu »trösten«: »Ist ja gut, mein kleiner Schatz. Ist ja schon vorbei.«

Erster Rollenwechsel

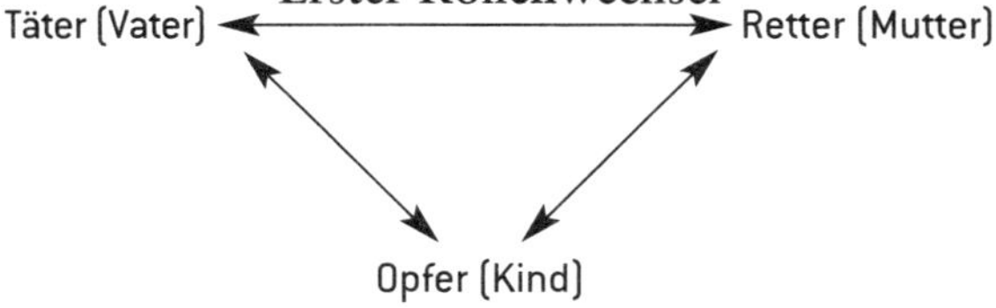

Der Vater fühlt sich hintergangen und in seiner Autorität getroffen. Also bleibt er hart und verlangt, dass das Kind weiter bestraft wird. Die Mutter schimpft, er sei ein brutaler Sadist, sie regt sich immer mehr auf und beginnt mit Tellern zu werfen. Das Kind läuft zum Vater und zieht ihn aus dem Zimmer.

Zweiter Rollenwechsel

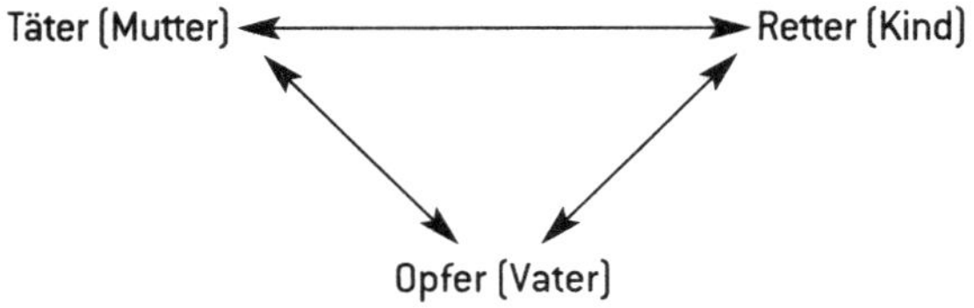

So geht es weiter, bis alle möglichen Rollen durchgespielt sind, um dann wieder mit der ersten Variante zu beginnen.

Raffiniert, oder?

Ich möchte betonen, dass jede Ähnlichkeit zwischen der Situation in diesem Spiel und der internationalen Politik rein zufällig ist.

Aktivität meint die Arbeit, die produktive Beschäftigung, sei sie bezahlt oder nicht.

Nicht jeder hat das Glück, eine Arbeit zu haben, die ihm Freude macht und es ihm ermöglicht, aus der Aktivität heraus seine Erfüllung und damit zur Intimität zu finden.

Für diejenigen, die die Möglichkeit haben, sich für einen Beruf wie zum Beispiel den meinen zu entscheiden, eine erfüllende Arbeit, die sich ohne Anstrengung ausüben lässt, die bereichert und nicht erschöpft, sondern entspannt, ist alles viel einfacher.

Für diejenigen, die diese Wahl nicht hatten, gibt

es zwei Möglichkeiten: entweder sie entscheiden sich, die Arbeit zu wechseln – zu einem bestimmten Preis –, oder sie entscheiden sich erneut für dieselbe Tätigkeit und widmen ihr nicht mehr Zeit als unbedingt nötig.

Wenn ich gegen meine Arbeit aufbegehre, *vor* der Arbeit, *während* der Arbeit und *nach* der Arbeit, oder wenn ich Karriere mache und nur damit beschäftigt bin, immer mehr Geld zu verdienen, dann steht die Arbeit meiner Erfüllung im Weg und monopolisiert meine Zeit.

Ein Mann kommt am Bahnhof in einem kleinen Dorf an. Da er drei schwere Koffer dabeihat, versucht er, einen Kofferträger zu finden, der ihm hilft, das Gepäck zum Hotel zu bringen, das drei Straßen entfernt ist.

Er fragt den Stationsvorsteher, und der sagt ihm, er solle sich an Juancho wenden. Wahrscheinlich treffe er ihn auf dem Bahnhofsvorplatz an. Der Mann schleppt seine Koffer auf den Platz und sieht dort auf einer Bank einen bärtigen, zerlumpten Einheimischen in der Sonne liegen, von dem er annimmt, dass es sich um Juancho handelt.

»Juancho?«

»Ja?«, antwortet der Mann, ohne sich von der Stelle zu rühren.

»Sind Sie Juancho?«

»Ja«, bestätigt dieser.

»Sie sind Kofferträger?«

»Ja.«

»Sie sollten auf dem Bahnhof sein und nicht hier draußen auf dem Vorplatz.«

»Wozu?«

»Was heißt hier, wozu? Wenn Sie dort wären, hätten Sie mindestens zehnmal so viele Kunden wie hier draußen.«

»Wozu sollte ich zehnmal so viele Kunden haben wollen?«

»Um mehr Geld zu verdienen!«

»Wozu?«

»Meine Güte! Um ein Moped zu kaufen, zum Beispiel.«

»Wozu?«

»Um die Koffer damit zu transportieren.«

»Wozu?«

»Um mehr Fahrten in kürzerer Zeit zu machen.«

»Wozu?«

»Um mehr Geld zu verdienen. Mit ein bisschen Glück könnten Sie Transportunternehmer werden.«

»Wozu?«

»Um mehr Geld zu verdienen!«

»Wozu?«

»Wenn Sie viel Geld hätten, bräuchten Sie nicht mehr zu arbeiten und könnten den ganzen Tag in der Sonne liegen.«

»Aber das mache ich doch gerade«, antwortete der Mann, während er träge ein Auge öffnete.

Zeitvertreib ist ein Austausch, den ich mit der Welt habe, um mir »die Zeit zu vertreiben«.

Berne zufolge gibt es zwei Arten von Zeitvertreib: die spielerische (Schach, Kartenspiel, Scheibenschießen ...) und die komplexere, die auf verbaler Ebene stattfindet. Ein paar Beispiele: »Tolles Auto? Was ist das für ein Modell?« »Wo hast du dieses Kleid gekauft?« »Was hältst du von Psychoanalyse?« »Glaubst du an Gott?«, usw.

Für die Gestalttherapie bleiben Zeitvertreib und Rituale an der Oberfläche der Persönlichkeit und verpflichten die Person zu nichts.

Rituale sind eine wiederkehrende, serielle, vorhersehbare Form des Austauschs. Transaktionen ohne Überraschungen.

Sie werden angewendet, um eine falsche Sicherheit herzustellen, die wir zu brauchen glauben oder von denen man uns sagt, dass wir sie brauchen.

Rituale sind von unterschiedlicher Intensität. Sie reichen von Religion, »Kultur«, Jahrestagen, Muttertag usw. bis hin zu einem einfachen »Hallo, Nachbar! Wie geht's?«

Es sollte Kommissionen geben, die die neuen Bewohner eines Viertels darin schulen, adäquat auf diese Frage zu antworten. In meinem Viertel lautet die adäquate Antwort auf »Hallo, wie geht's?«:

»Hallo, wie geht's?«

Im Falle des nächsten Nachbarn könnte die Antwort lauten:

»Gut, und Ihnen?«

In diesem Fall sollte der Dialog folgendermaßen weitergehen:

»Gut, danke.«

Ende der Begegnung!

Ein Rat: Komm bloß nicht auf den Gedanken, deinem Nachbarn wirklich zu erzählen, wie es dir geht, wenn er dich fragt, wie es dir geht. Du läufst sonst Gefahr, nicht mehr gegrüßt zu werden, und könntest sogar aus dem Viertel verstoßen werden.

Leo Buscaglia erzählt in seinem Buch *Leben, lieben, lernen*[4] etwas Ähnliches. Buscaglia stellt die Frage, warum sich die Menschen beim Betreten eines Aufzugs mit dem Gesicht zur Tür stellen, die Arme ganz nah am Körper, um bloß niemanden zu berühren. Er schreibt:

»Wenn ich einen Aufzug betrete, drehe ich mich nie zur Tür, sondern sehe die anderen an. Manchmal sage ich auch:

---

4 Leo Buscaglia: *Leben, lieben lernen*. München, Goldmann 1991.

›Wäre es nicht wundervoll, wenn der Aufzug steckenbliebe und wir Zeit hätten, uns kennenzulernen?‹

Die Reaktion ist immer die gleiche. Im nächsten Stockwerk rennen alle schreiend aus dem Aufzug.

›Da drin ist ein Verrückter, der möchte, dass der Aufzug steckenbleibt!‹«

Ich persönlich gebe offen zu, dass ich ein Ritual habe: *Ich hasse Rituale.* Ich hasse sie so sehr, dass ich niemals etwas zum Geburtstag schenke (außer Kindern, für die Geburtstage eine sehr große Bedeutung haben). Ich merke mir keinen Jahrestag. Seit vielen Jahren gehöre ich keiner Religion mehr an, und ich gehe nie auf Friedhöfe. Ich weiß gar nicht, wie lange es her ist, seit …

Ein so entschiedener Gegner von Ritualen zu sein, ist definitiv ein Ritual.

Rückzug ist der Zustand, wenn die Tür zur Welt verschlossen ist.

Hier findet kein Austausch mit der Umwelt statt.

Auch hier gibt es zwei Alternativen: Die eine nenne ich *allein sein*, die andere *sich allein fühlen.*

Der Unterschied liegt darin, inwieweit ich mir selbst als Gesellschaft genüge. Wenn ich mich allein fühle, selbst wenn ich von Menschen umgeben bin, bin ich mir selbst keine Gesellschaft, sondern spüre die Einsamkeit in mir. Allein zu sein hingegen, kann auch eine Wahl sein. Es kann ein Weg sein, mehr bei mir selbst zu sein als je zuvor.

Wenn wir uns diese sechs Punkte als Treppe vorstellen, wird uns jede Stufe, die wir hinabsteigen, weiter von den anderen und der Möglichkeit einer intimen Begegnung entfernen.

Jeder Kontakt mit der Umwelt ist ein Reiz. Die einzige Stufe, auf der ein bedingungsloser Austausch stattfindet, ist die Intimität.

Oder wie die Transaktionisten sagen: Bedingungslos heißt, dass der Austausch nichts mit meinem Handeln zu tun hat, sondern damit, was ich bin.

Es ist etwas anderes, zu sagen »Du hast dich schlecht verhalten« (bedingt) als »Du bist schlecht« (bedingungslos). Oder »Das ist dir aber gut gelungen!« (bedingt) statt »Du bist so schlau!« (bedingungslos).

Wenn ich Angst vor bedingungsloser Zurückweisung habe, wenn ich Angst vor dem habe, was ich dafür erhalten werde, dass ich bin, wie ich bin, dann flüchte ich mich ins Spiel oder in die Arbeit. Und wenn mir das nicht genügt, flüchte ich mich in den Zeitvertreib oder in Rituale. Und wenn das immer noch nicht ausreicht, trete ich den Rückzug an.

Auch der umgekehrte Weg ist möglich.

Wenn ich meine Isolation durchbreche, wenn ich

mich nicht länger mit Ritualen und Zeitvertreib beschäftige, wenn ich so viel arbeite, wie ich möchte, und aufhöre, das Leben als Spiel zu betrachten, dann erreiche ich die Stufe, auf der ich sein will: die *Intimität*.

Brief 22

Liebe Claudia,

du hast recht! Ich habe viele Themen angeschnitten und versprochen, sie weiter auszuführen.

Du hast den Vorteil, dass du die Briefe hast und sie immer wieder lesen kannst, wenn du willst. Mit Sicherheit wirst du vieles darin finden, was unvollständig, unverhältnismäßig oder widersprüchlich ist. Und viel Verrücktes.

Es wäre erstaunlich, wenn es anders wäre, denn … Ich bin unvollständig, unverhältnismäßig, widersprüchlich und sehr, sehr verrückt.

Über meine Verrücktheit zu sprechen, finde ich eine spannende Sache.

Verrücktheit … Was ist das?

»Ein Verrückter ist jemand, der *alles* verloren hat, außer den Verstand.«

»Verrücktheit ist der letzte Schutzmechanismus, der uns zur Verfügung steht.«

Ich glaube, Verrücktheit ist keine »kranke« Art, zu handeln, zu denken und wahrzunehmen. Verrücktheit ist eine *andere* Art, zu handeln, zu denken, wahrzunehmen und ja, warum nicht, zu fühlen.

Das ist es: Eine andere Art!

Während meiner fachärztlichen Ausbildung zum Psychiater lernte ich Hunderte psychotischer Patienten kennen (im Volksmund »Verrückte« genannt). Einige von ihnen nehmen einen ganz besonderen Platz in meiner Erinnerung ein.

An dieser Stelle fällt mir die Geschichte von Don Marcos ein … Ich habe das Gefühl, dass diese Geschichte, die ich so oft erzählt habe und von der mein Freund Héctor behauptet, dass sie der Ausdruck größter Weisheit sei, mein Leben in ein Davor und ein Danach teilt.

Don Marcos war etwa fünfundsechzig. Seine Familie hatte ihn mit der Diagnose manisch-depressive Psychose in die Klinik gebracht (eine affektive Störung – wie bei vielen von uns, aber stärker von der Realität abgekoppelt –, bei der Episoden tiefer Depression mit euphorischen Episoden abwechseln, bis hin zu Halluzinationen, sonderbarem Verhalten, Verwirrtheit usw.) Während die Ehefrau mir das Überweisungsschreiben des Arztes vorlegte, sah Don Marcos mich mit seinem strahlenden, einnehmenden Großvaterlächeln an.

Ich: »Gut, Don Marcos. Wollen wir in mein Büro gehen und uns ein bisschen unterhalten?«

Don Marcos: »Ja, mein Junge.«

(Er folgte mir in mein Büro, und wir setzten uns.)

Ich: »Sagen Sie mal, Don Marcos. Warum, glauben Sie, sind Sie hier?«

Don Marcos: »Nun, meine Frau und meine Kinder verstehen mich nicht. Sie glauben, dass ich verrückt bin.«

Ich: »Und weshalb glauben sie das? Was haben Sie getan?«

Don Marcos: »Nun ja, eines schönen Tages traf ich auf dem Markt Doña Zulema, die Nachbarin von gegenüber. Während wir anstanden, erzählte sie mir, dass ihr Radio kaputt sei und sie kein Geld habe, um es reparieren zu lassen. Ich erinnerte mich, dass wir zu Hause mindestens *zwei* Radios hatten. Wofür braucht man zwei Radios? Kann man zwei Radios auf einmal hören? Also bot ich Doña Zulema an, bei mir vorbeizukommen, und schenkte ihr das Radio. Ich fühlte mich fabelhaft! Also ging ich auf die Straße und fragte die Leute, die vorbeikamen, ob jemand ein Hemd bräuchte, ich hatte nämlich fünf davon. Danach verschenkte ich einen Anzug – den ich nie trug –, mehrere Krawatten, ein bisschen Geld, Pantoffeln ... Als ich einem kleinen Jungen meine Armbanduhr geben wollte, weil er sie gut gebrauchen konnte, wurde meine Familie ungehalten und ließ mich nicht mehr auf die Straße. Sie holten den Arzt, der mich untersuchte und ihnen riet, mich hierherzubringen.«

Ich: »Und wissen Sie, wo Sie hier sind?«

Don Marcos: »Klar doch, mein Junge. Was glaubst du! Hältst du mich für einen Idioten? Das hier ist eine Klinik.«

Ich: »Gut, Don Marcos. Ihr Arzt bittet darum, dass wir Sie ein paar Tage hierbehalten, um zu schauen, was mit Ihnen los ist. Was halten Sie davon?«

Don Marcos: »Kann man hier Karten spielen?«

Ich: »Das weiß ich nicht. Ich spiele nicht.«

Don Marcos: »Gut, ich bleibe. Dann kann ich dir zumindest beibringen, wie man Karten spielt.«

»Gut. Gehen wir raus, um uns von Ihrer Familie zu verabschieden?«

Don Marcos: »Sehr gut!«

(Wir verließen das Sprechzimmer. Wie schon vorhin, fasste er mich an der Schulter und begann, mir das Kartenspielen zu erklären.)

Ich: »Okay, Don Marcos. Dann verabschieden Sie sich jetzt von Ihrer Familie.«

(Plötzlich veränderte sich Don Marcos' Gesichtsausdruck, als wäre die Welt auf einmal schwarzweiß geworden. Sein Lächeln erstarb, seine Stimme wurde brüchig, und er begann verzweifelt zu weinen, während er die Gesichter seiner Kinder und seiner Frau berührte und immer wieder sagte: »Passt gut auf euch auf. Ich werde euch vermissen. Vergesst nicht, mich zu besuchen« und noch einiges mehr. Don Marcos lehnte den Kopf an meine Schulter und konnte nicht aufhören zu weinen.)

Ich: »Bitte, Señora, überlassen Sie das mir. Sie und Ihre Kinder sollten jetzt gehen. Wenn Sie wollen, können Sie später anrufen und sich erkundigen, ob er sich beruhigt hat. Aber jetzt gehen Sie bitte. Ich bringe Don Marcos zu seinem Zimmer.«

Die Familie küsste Don Marcos noch einmal, während dieser nur konfuse Wörter stammelte und ich versuchte, meine eigenen Tränen zu verbergen. Die Familie ging rückwärts zur Eingangstür und verschwand.

Als Don Marcos die Tür ins Schloss fallen hörte, hob er den Kopf und sah zum Ausgang. Dann wischte er sich mit dem Hemdsärmel die Tränen weg, lächelte mich an und fragte:

»War ich gut?«

Ich: (Ich verstand nichts, ich kapierte nichts, mir fehlten die Worte ...)

Don Marcos: »Weißt du, mein Junge, seit anderthalb Wochen schicken sie mich ins Bett und weinen und jammern dann zwei Stunden lang, wie schlimm es für mich sein wird, wenn man mich einliefert. Sie erwarteten, dass ich am Boden zerstört wäre, wenn ich von ihnen getrennt wäre. Und was kostet es mich, wenn ich ihnen den Gefallen tue?«

Immer, wenn wir jemandem begegnen, der einen anderen Zugang zu den Dingen hat als wir, als ich, als du ... Dann ist er verrückt. Wenn er nicht denkt, handelt und glaubt wie alle anderen, muss er verrückt sein. So verrückt wie Kolumbus, wie Galileo, wie Kopernikus, wie Jesus und, mit großem Abstand zu diesen, wie ich.

Ja, es gibt:

> nette Verrücktheiten und entsetzliche Verrücktheiten,
> liebenswerte Verrücktheiten und verabscheuenswürdige Verrücktheiten,
> angenehme Verrücktheiten und verhängnisvolle Verrücktheiten.

Vor allem gibt es *bereichernde Verrücktheiten* und traurigerweise auch *Verrücktheiten, die ärmer machen.*

Wozu gehört meine Form der Verrücktheit? Ich weiß es nicht!

Ich habe jedenfalls das Gefühl, dass sie …

> mich bereichert …
> meiner Frau Angst macht …
> meine Eltern verwirrt …
> meine Freunde unterhält …
> meine Kinder amüsiert …
> meinen Patienten hilft …
> meine Kollegen erstaunt.

Und? Zumindest von *dieser* Verrücktheit möchte ich nicht geheilt werden.

Es hat keine Bedeutung. Nichts hat eine Bedeutung. Es gefällt mir, ich mag es, ich hasse es, es bedeutet mir etwas (innerlich). Aber äußerlich ist nichts von Bedeutung. Oder alles – was dasselbe ist. Alles hat gleich viel Bedeutung.

Wie das?

Einerseits scheint die Tatsache, dass etwas von Bedeutung ist, die Qualität einer Sache, eines Umstands, einer Situation zu bezeichnen. Es hat Bedeutung *für mich*, es gehört zu mir. Wenn etwas Bedeutung für mich hat, lasse ich mich ganz darauf ein.

Andererseits sind die Begriffe *alles* und *nichts* in diesem Punkt nicht eindeutig. Der eine Begriff ist genauso unscharf wie der andere. Irgendwo in uns drin sind *alles* und *nichts, alle* und *keiner* ein und dasselbe: ein undifferenzierter Nebel, der mir unter Umständen dabei hilft, etwas zu konkretisieren, das ich nicht näher definieren kann oder will.

Neulich sagte Lidia zu mir:

»Seit ich dich kenne, sind dir immer weniger Dinge wichtig.«

Ja, wollte ich zuerst sagen. Dann, nein. Schließlich dachte ich, *ja und nein*. Was hat es für eine Bedeutung?

Lidia hat recht.

Und gleichzeitig hat sie nicht recht.

Mir sind immer weniger Dinge wichtig, und gleichzeitig werden mir die Dinge, die mir wichtig sind, immer wichtiger.

Wie ist das zu verstehen?

Ist das nicht zu verstehen?

Oder doch …?

Was soll's!

Brief 23

Meine Liebe,

noch einmal, *nein*. Ich habe überhaupt nichts gegen die Psychoanalyse, solange du eine Einschränkung akzeptierst: Wir sprechen hier von echten Psychoanalytikern und nicht von selbsternannten Therapeuten, die aus dem hohlen Bauch heraus arbeiten. Wir sprechen von Therapeuten, die sich für die psychoanalytische Methode *entschieden* haben.

Ich glaube, dass die Psychoanalyse wie jede Therapieform einen spezifischen Anwendungsbereich und natürlich Nebenwirkungen hat.

Ich finde außerdem, dass es sich um eine veraltete Methode handelt, die in den meisten Fällen durch neue Erkenntnisse verbessert wurde.

Nun könnte jemand die Vermutung aufstellen, dass ich das sage, weil ich mich selbst für einen unfähigen Psychoanalytiker halte. Nun, diesem Jemand antworte ich:

»Du hast recht!«

Ich bin sicher, dass ich ein miserabler Psychoanalytiker wäre. Als ich seinerzeit meine psychoanalytische Ausbildung machte, legte ich eines meiner ersten Opfer – also Patienten – auf die Couch … Unsere letzte Sitzung fand an dem Tag statt, als der Patient mich fragte:

»Doktor … Schlafen Sie?«

Und da wachte ich auf.

Ich glaube, wenn es nur die Psychoanalyse gäbe, hätte ich genau zwei Optionen:

1. Die Gestalttherapie erfinden.
2. Etwas ganz anderes machen – das sicherlich nichts mit Medizin zu tun hätte (Ich denke da an eine Schreinerei).

William Schultz sagt: »Wenn es einem Therapeuten unangenehm ist, anderen Menschen in die Augen zu schauen, wird er eine Methode entwickeln, die verlangt, den Patienten aus dem Blickfeld zu nehmen. Wenn er sich unsicher fühlt, wann er die Initiative übernehmen soll, wird er eine Methode wählen, bei der der Therapeut nur antworten muss. Und wenn er schnell gelangweilt ist, wird er sich für eine Methode entscheiden, die Menschen dazu bringt, zu schreien, zu brüllen und zu streiten …« (Gemeint sind die Psychoanalyse, die Klientenzentrierte Psychotherapie nach Carl Rogers und die Gestalttherapie)

Unfähigkeit ist ein exzellenter Ansporn für Weiterentwicklung und Kreativität. Sigmund Freuds

Forschungen nahmen damit ihren Anfang, dass er kein besonders begabter Hypnotiseur war.

Was könnte meine Position besser belegen als die Tatsache, dass ich Patienten mehr als einmal empfohlen habe, zu einem Psychoanalytiker zu gehen. Und oft genug habe ich selbst die Überweisung veranlasst.

In Eric Bernes Buch gibt es einen Satz, den ich genial finde:

> WERDEN SIE ZUERST GESUND UND GEHEN SIE DANN ZUR PSYCHOANALYSE!

Wenn mir ein Patient, der den größten Teil seiner neurotischen Verhaltensweisen aufgelöst hat und keine akuten Probleme hat, nach einem gemeinsam zurückgelegten Weg sagt, dass er mehr über sich erfahren, tiefer in sein Inneres vordringen und die Mechanismen hinter seinen Verhaltensweisen verstehen möchte, dann schlage ich ihm vor, zu einem Psychoanalytiker zu gehen, und stelle die Überweisung aus.

Manchmal sagt mir ein Patient beim ersten oder zweiten Gespräch, dass er das *Warum* erkennen möchte, dass er Erklärungen für sein Verhalten haben möchte, dass er die blinden Flecke in seiner Erinnerung füllen möchte … Wenn das geschieht, sage ich meinem Gegenüber für gewöhnlich, dass er das, wonach er sucht, in einer psychoanalytischen Behandlung finden wird.

Manchmal fragt der- oder diejenige, warum nicht ich ihm oder ihr in dieser Sache helfen kann … In der Regel antworte ich dann, dass es dafür sechs Gründe gibt: Der erste lautet, dass ich nicht möchte. Die anderen fünf … Wen interessieren die?

Brief 24

Liebe Claudia,

heute habe ich Lust, ein wenig an mir zu arbeiten, und wie es scheint, habe ich außerdem Lust, dich daran teilhaben zu lassen.

Ich erinnere mich an die Übungen aus *Die Kunst der Wahrnehmung* von John Stevens: *Wahrnehmung der Außenwelt* und *Wahrnehmung der inneren Welt.*

Außerhalb von mir ... Der Rasen, ein Rosenstock, die gelben Blüten, dieser Baum ...

Ich stelle mir vor, ich sei dieser Baum ...

Ich bin groß, dicht belaubt, ein dunkles Grün, das sich vor dem helleren Hintergrund abhebt.

Ich stehe am Rand eines Felds. Jenseits des Felds weitere Bäume, keine von meiner Sorte. Von dort, wo ich mich befinde, sehe ich keinen, der so ist wie ich (ich nehme an, dass es sie geben muss ... Vielleicht Tausende ... Manchmal fände ich es schön, wenn einer von ihnen in der Nähe wäre ... Andere Male, muss ich zugeben, genieße ich das Gefühl, einzigartig zu sein).

Ich habe einen kräftigen, harten Stamm. Er ist mein Halt! Er hält mich aufrecht, ohne starr zu sein. Meine dichtbelaubten Zweige recken sich nach oben … erlauben es mir, mit jeder einzelnen Pore zu kommunizieren …

Um diese Jahreszeit bin ich voller Blüten und Früchte.

Beide sind Ausdruck meines Wunschs nach Veränderung, und ganz sicher sind sie Teil meiner Verführungsversuche.

Ich nehme wahr, dass ich sie genauso stolz zur Schau stelle wie meine Üppigkeit … Ein dichter, schützender, kühler Schatten, sehr anziehend für alle, die vorüberkommen und Schutz und Obhut suchen …

Ich nehme auch wahr, dass meine Äste zahllose Dornen besitzen. Sie sind meine Verteidigung, die verhindert, dass mir jemand ohne meine Zustimmung zu nahe kommt.

Ich glaube zudem, dass sie ein Symbol meiner Bosheit sind. Natürlich! Ich bin nicht nur schön und gut. Im Inneren bin ich aggressiv, dunkel, verschlossen …

Das alles ist das Offensichtliche, doch da ist noch mehr …

Wenige Zentimeter unter der Erde teilt sich mein Stamm in zwei dicke Wurzeln, die sich zu den Seiten und nach unten ausbreiten.

Meine Wurzeln … Aus ihnen nähre ich mich,

von ihnen hängt meine Versorgung und meine Stabilität ab. Ich habe nie verstanden, wie diese menschlichen Wesen, die ich manchmal sehe, überleben können. Sie sind so instabil und zerbrechlich, weil es ihnen an nährenden Wurzeln fehlt ...

Ich liebe jeden Teil von mir ...

Vom tiefsten Punkt meines Wurzelwerks bis zum höchsten Blatt in meiner Krone ...

Ich liebe meine Blüten und auch meine Dornen ... Und was ich am meisten daran liebe, Baum zu sein, ist, dass ich jeden Moment spüre ...

Dass ich lebe!

Brief 25

Liebe Claudia,

endlich ist es so weit! Wir haben unsere Wohnung verkauft und ein Haus am Stadtrand von Buenos Aires gekauft.

Ich kann es kaum glauben, nach so vielen Jahren endlich dieses Haus gefunden zu haben.

Ich habe mir nie bewusst gemacht, was meine Wohnung im Grunde genommen war: 350 Quadratmeter fünfzehn Meter über dem Boden.

In der Luft leben …

Heute wird mir klar, dass ich jahrelang nicht geerdet war und keinen eigenen Himmel über mir hatte.

Alles ist so abgelaufen, wie ich es mir gewünscht habe. Wir sahen uns das Haus an (ein Park mit Haus, wie Perla sagt), und ich wusste sofort: Das war das, wonach wir gesucht hatten. Ich hatte beinahe das Gefühl, es bereits zu kennen. Also sprach ich mit dem Eigentümer.

»Das Haus gefällt mir. Ich möchte es kaufen.«

»Es gehört dir.«

»Moment! Ich muss zuerst meine Wohnung verkaufen.«

»Wie lange brauchst du?«

»Ich weiß nicht. Vierzehn Tage …«

»Gut, ich gebe dir einen Monat. So lange werde ich keinen anderen Käufer suchen.«

Aber es kam anders. Es dauerte über einen Monat, bis die Wohnung einen neuen Besitzer fand, und der Eigentümer des Hauses wartete die ganze Zeit auf uns. Er sagte, er wolle, dass dieses Haus uns gehöre.

Einem Freund beschrieb ich das Haus folgendermaßen: »Es ist wunderschön und riesig groß. Es ist zehn Meter breit und fünfundvierzig Meter tief, aber nach oben und nach unten ist es grenzenlos!«

Brief 26

So ist es, meine Liebe.

Auch der Abschied von einem Haus ist mit Trauer verbunden.

Der Begriff Trauer ist eng mit dem Begriff des Schmerzes verwandt. Es ist das, was in mir entsteht, wenn ich mich von jemand oder etwas trenne. Die Intensität und Dauer der Trauer, nicht jedoch ihr Vorhandensein, ist davon abhängig, wie sehr ich diesen Jemand oder dieses Etwas geliebt habe.

Nach einer Trennung muss man immer durch eine Phase der Trauer gehen.

Unsere Erziehung allerdings steht der Annahme der Trauer entgegen.

Erinnere dich an die Botschaften unserer Eltern und Lehrer angesichts unserer kindlichen Verluste: »Das geht vorüber …«, »Hör auf zu heulen!«, »Das war nicht so wichtig«, »Du kriegst ein neues«, »Denk nicht mehr dran«, usw.

Die Trauer ist da.

Der Schmerz erscheint als furchtbare Bedrohung unserer Integrität.

Und dagegen versuchen wir, uns zu schützen.

Ein weit verbreiteter Versuch besteht darin, sich auf nichts und niemanden emotional einzulassen (oder doch so wenig wie möglich mit so wenigen wie möglich), in der Hoffnung, dass der Verlust nicht weh tun wird, wenn ich nichts und niemanden liebe.

Aber:

Es funktioniert nicht.

Es funktioniert nicht nur deshalb nicht, weil diese Denkweise mein Leben einschränkt, indem ich mir Kontakte und Intimität versage, sondern weil Trauer nicht davon abhängig ist, wie sehr wir das, was wir verloren haben, liebten.

Der zweite Versuch ist noch schrecklicher. Es ist die unausgesprochene Entscheidung, mich niemals von irgendetwas zu trennen. So häufe ich Dinge und Beziehungen an, die niemals enden, die sich nicht erneuern, die statisch bleiben.

Ich sammle Bücher, die ich niemals lese, Schallplatten, die ich niemals höre, Schuhkartons voller Briefe von Menschen, die ich seit Jahren nicht mehr gesehen habe, Schränke voller Dinge, die mich an

Momente erinnern, die ich für die Ewigkeit bewahren möchte.

Barry Stevens schreibt: »Als ich eine Familie hatte, ging ich zweimal im Jahr durchs Haus und blieb ein paar Minuten vor jedem Gegenstand stehen. Alles, was in den vergangenen sechs Monaten nicht benutzt wurde oder keine Freude bereitet hatte, hatte sein Bleiberecht verwirkt und wurde rausgeworfen.«

Bewundernswert! Man könnte neidisch werden! Die meisten haben Angst davor, sich von den unnötigsten Dingen zu trennen, weil sie befürchten, sie könnten sie morgen brauchen.

Die subtile Variante dieses Modells besteht darin, auf Distanz zu Dingen und Personen zu gehen, statt mich von ihnen zu trennen. Dieses Modell kennt man von Paaren, die es nicht übers Herz bringen, sich zu trennen, die aber auch nicht mehr miteinander können. Also »erklären« sie, sich zu trennen.

In Anführungszeichen deshalb, weil es nur eine Behauptung ist. Tatsächlich sehen sie sich genauso oft oder noch öfter als vorher. Es beschäftigt sie, was der andere macht, sagt, denkt oder will.

In vielen Fällen gehen sie gemeinsam aus und landen schließlich gemeinsam im Bett.

Der Grund liegt auf der Hand: Sie wollen nicht die Trauer durchleben, die eine Trennung bedeuten würde.

Es ist ein endloses Hin und Her, bei dem jedes Mal, wenn einer der beiden versucht, sich der Trauer zu stellen und sich zu trennen, der andere auf den Plan tritt, um zu erinnern, zu korrigieren, zu rechtfertigen und die Trauer zu verhindern.

Und schließlich gibt es eine dritte Methode, der Trauer zu entfliehen, die schlichtweg darin besteht, sie zu *verleugnen.*

Die Situation des Verlusts, der Trennung, des Tods existiert einfach nicht.

»Das, was ich verloren habe, muss irgendwo sein, und ich werde es finden.«

Oder:

»Er ist völlig durcheinander. Er wird zu mir zurückkehren.«

Oder:

»Das hat ihm jemand in den Kopf gesetzt. Er meint das nicht so.«

Oder:

»Nur sein Körper ist tot, sein Geist ist immer noch bei mir …«

Zu dieser furchtbaren Vermeidungshaltung tragen nicht selten auch meine Kollegen bei, indem sie einen Verlust kleinreden.

Indem sie darauf drängen, den Prozess abzuschließen.

Und vor allem, indem sie einem Patienten in einem ganz normalen, vernünftigen, absehbaren und gesunden Trauerprozess Antidepressiva verordnen, »damit er aus der Krise herausfindet«.

Ein solches negierendes Verhalten verschiebt die Trauer, aber es kann sie nicht verhindern.

Dabei ist es wichtig, die Trauer über Verluste, Veränderungen und Todesfälle vollständig auszuleben.

Wenn ich mich nicht von dem lösen kann, was nicht mehr ist, bin ich nicht in der Lage, mich mit dem zu verbinden, was in diesem Moment tatsächlich *ist*.

Brief 27

Liebe Claudia,

ich wusste, dass du nach meinem letzten Brief das Thema Partnerschaft ansprechen würdest.

War das Intuition oder vielmehr eine Projektion meinerseits, die verrät, dass ich gerne über dieses Thema sprechen möchte?

Die Geschichte von dem Paar, das sich nicht trennt, erinnert mich immer daran, wie unterschiedlich die Reaktion meiner Patienten ist, wenn das Thema zur Sprache kommt. Es ist nicht dasselbe, mit dem anderen zusammen zu sein oder mich an den anderen zu klammern.

Und dieser Unterschied ist lebenswichtig.

»Zusammen sein« bedeutet, einander nahe und in Kontakt zu sein und gleichzeitig die Möglichkeit einer Trennung zu akzeptieren.

»Klammern« ist etwas völlig anderes. Wer klammert, ist vollkommen mit dem anderen verschränkt.

Und was bedeutet das?

Es bedeutet, dass ein Teil des einen eine Lücke des anderen ausfüllt und umgekehrt.

Ich übernehme deine dumme Seite, wenn du im Gegenzug meine heftigen Stimmungsschwankungen übernimmst. Solange wir zusammen sind, werde ich der Dumme sein und du die Verrückte.

Aber Vorsicht: Wenn wir uns trennen, wirst du wieder genauso dumm sein wie vor unserer Beziehung und ich werde so wenig dafür verantwortlich sein wie eh und je.

Die Möglichkeit zur Trennung existiert nicht, denn dann müsste jeder von beiden sich um seine eigene Lücke kümmern und sie selbst füllen. (Wozu derjenige offensichtlich nicht bereit war, als er diese Art Verbindung akzeptierte).

Nur wenn man wirklich zusammen ist, kann man eine intime Beziehung führen.

Nur wenn ich mich trennen kann, hat es einen Sinn, dass wir zusammen sind.

Für mich hängt das alles mit meiner eigenen Sichtweise auf die Partnerschaft zusammen.

Ich sehe ein Paar nicht als zwei oder eins, sondern als drei: Er, Sie und das Paar.

Manche Paare setzen ein Modell des Zusammenlebens um, das auf der Haltung *Das Paar als Einheit* beruht. Sie gehen überall gemeinsam hin, arbeiten dasselbe, treffen befreundete Paare, sind eine völlige Einheit. Diese Einheit beginnt zu bröckeln, wenn sie feststellen, dass es keine zweisitzigen Klobrillen gibt. Und sie ist endgültig gescheitert, wenn einer von beiden (oft im Rahmen einer Therapie) erkennt, dass er als Individuum verschwunden ist, und beschließt, wieder eine eigenständige Person zu sein.

Es gibt »moderne« Paare, die versuchen, das *Modell der zwei Individuen* zu leben. Jeder von beiden bringt etwas von sich in die Beziehung ein, achtet aber stets darauf, seinen eigenen Bereich zu wahren und die gemeinsamen Momente gezielt zu dosieren.

Das kann ein hervorragendes Beziehungsmodell sein, aber es ist keine Paarbeziehung. Denn das Paar als solches existiert nicht, es gibt keine gemeinsamen Projekte, keinen Referenzrahmen. Ein solches *Paar-Individuum* kann nicht wachsen und sich weiterentwickeln, da es als Paar nicht existent ist.

Irgendwann wird die letzte Brücke zwischen diesen beiden Inseln einstürzen und sie werden wieder Inseln sein. Unabhängig. Aber auch einsam und voneinander abgeschnitten.

Am Ende möchte ich auf das subtilste und mit Sicherheit häufigste, gleichzeitig aber am wenigsten augenfällige Modell zu sprechen kommen: »Ein Paar besteht aus zwei Individuen. *Ich und mein Partner.*« Na? Makaber, oder? Und was am schlimmsten ist: Es gibt Beziehungen, in denen dieses Modell von einem der beiden propagiert und vom anderen angenommen wird, der damit ganz in seiner Funktion als Partner aufgeht, aber kein eigenes Leben hat (und das gilt nur für einen der beiden Partner!).

Wenn es einem Therapeuten gelingt, einem Patienten diese Strukturen aufzuzeigen, hat er schnell den Ruf eines »Scheidungsapostels«.

Alle diese Überlegungen helfen dabei, begreiflich zu machen, warum das Zusammenleben als Paar so schwierig ist. *Man muss die Interessen dreier Parteien miteinander verbinden!*

Es gibt ein *Ich*, ein *Du* und ein *Wir*.

Wenn zwischen ihnen Harmonie entsteht, ist es wunderbar!

Dazu fällt mir ein Gedicht ein, das ich vor einigen Jahren schrieb.

In einem Moment bin ich »Ich«, ganz bei mir.
Dann kommst du …
Ich verbinde mich, teile mich mit,
berühre dich, höre dich, rieche dich …
Wir sind zwei.
Ich komme noch näher, spüre dich,
versinke in dir …
Wir sind eins und bleiben doch zwei.

Wir sind drei,
die auf derselben Ebene schwingen …
Und wenn wir drei sind, dann …
Dann sind meine Hände und deine Hände
meine Hände,
und meine zwei Münder,
mein Penis und meine Vagina,
mein Bart und meine Brüste,
und mein Orgasmus …
Mein dreifacher Orgasmus …
Deiner, meiner, unserer.

Es ist wunderbar,
ganz wunderbar,
dich zu lieben.

Brief 28

Liebe Claudia,

deine Fragen werden immer schwieriger.

Die Liebe … Was ist Liebe?

Beginnen wir mit dem Offensichtlichen.

Liebe ist ein Gefühl und demzufolge natürlich mit dem Fühlen verbunden … Aber was fühlen wir?

Nicht ohne dich zuvor daran zu erinnern, dass es keine absolute Wahrheit gibt, ist es für mich vor allem *die Freude an der schlichten Existenz der anderen Person*, die ich mit Liebe verbinde.

Das bedeutet, dass Liebe unabhängig von dem ist, was der geliebte Mensch macht, sagt oder besitzt. Meine Liebe hängt nicht davon ab, ob der geliebte Mensch bei mir ist oder ob er geht. Wenn ich wirklich liebe, klammere ich nicht, manipuliere nicht, übe keinen Druck aus. Liebe heißt letztendlich, den anderen vollständig anzunehmen.

Mir fällt ein Satz von Carl Rogers ein: »Nur wenn ich spüre, dass du mich vollständig akzeptierst, kann ich dir mein weiches, mein empfindsames, mein liebevolles und vor allem mein verletzliches Ich zeigen.«

Das alles unterscheidet für mich die Liebe von drei Dingen, die oft mit *Lieben* verwechselt werden:

- Verliebt sein
- Wollen
- Brauchen

Über das *Brauchen* haben wir bereits gesprochen, und ich sagte dir, das gelte nur für absolut Unabdingbares wie Sauerstoff (erinnerst du dich?). Ich persönlich bezweifle, dass man eine andere Person brauchen kann. Mir ist bewusst, dass ich mir manchmal selbst einrede, jemanden zu »brauchen«. Aber mir ist auch bewusst, dass ich mir damit selbst etwas vormache.

Wenn ich dich »brauche«, ist mein Überleben von dir abhängig. Ich zwinge dich implizit, die Verantwortung für meine Zuneigung zu übernehmen, ich verschwinde als Person und versuche, dich zu etwas Lebensnotwendigem zu machen.

Wollen hingegen weiß, dass es dieses Brauchen nicht gibt. Aber Wollen heißt, dass ich versuche, etwas zu bekommen.

»Wollen« ist ein Verlangen, ein Appetit.

»Wollen« heißt, dass ich etwas *für mich* haben will.

»Ich will nur dich« impliziert einen Besitzanspruch und nicht den Wunsch, dass du da bist und dableibst, mir etwas gibst und mich wertschätzt.

»Wenn ich dich für mich will, stutze ich dir die Flügel, damit du für immer bei mir bleibst. Wenn ich dich liebe, freue ich mich, wenn deine Flügel wachsen, und genieße es, dich fliegen zu sehen.«

Ich hörte diesen Satz zum ersten Mal in einer Radiosendung. Noch immer bin ich neidisch, dass jemand so klar ausdrücken konnte, was ich damals empfand.

Verliebt sein hat nichts mit dem soeben Gesagten zu tun. Für mich ist Verliebtsein kein Gefühl, sondern eine Leidenschaft.

Ich will versuchen, es graphisch darzustellen.

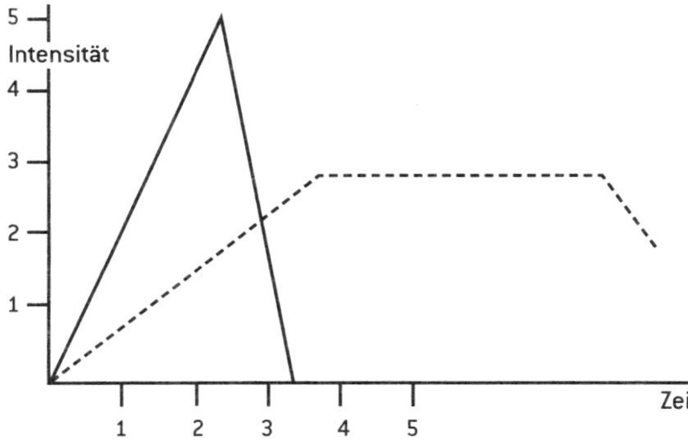

Die schwarze Linie entspricht der Leidenschaft: eine sehr intensive Empfindung, die schnell eintritt (innerhalb von Wochen, Stunden oder gar Minuten) und die genauso schnell wieder verschwindet.

Die gestrichelte Linie stellt das Gefühl mit seinem langsamen, aber stetigen Wachstum, dem langanhaltenden Plateau und dem allmählichen Nachlassen dar (Ist das immer so? Ich weiß es nicht.).

Leidenschaft ist laut Duden:

1. Sich in emotionalem, vom Verstand nur schwer zu steuerndem Verhalten äußernder Gemütszustand (aus dem heraus etwas begehrt, erstrebt, ein Ziel verfolgt wird)
2. Große Begeisterung, ausgeprägte Neigung, Passion für etwas, was man sich immer wieder zu verschaffen, was man zu besitzen sucht, für eine bestimmte Tätigkeit, der man sich mit Hingabe widmet
3. Sich in einem starken Gefühl, in heftigem, ungestümem Besitzverlangen äußernde Zuneigung zu einem Menschen

Dass Leidenschaft heftig und ungestüm ist, daran habe ich persönlich keinen Zweifel. Aber das muss nicht heißen, dass es etwas Unangenehmes ist.

Für mich ist es noch immer eines der schönsten

Dinge, die mir passieren können, wenn ich mich in Menschen oder Dinge verliebe …

Man könnte sagen, dass ich meine Leidenschaften liebe, insbesondere, wenn ich mir bewusst mache, dass ich sie nicht brauche und dass ich sie nicht ständig erleben will. Ich freue mich einfach jedes Mal, in Kontakt mit meiner Fähigkeit zum Verlieben zu treten.

Mir begegnen jeden Tag Menschen, die Angst vor ihren Leidenschaften haben, die sich so sehr vor dem Gefühlschaos fürchten, dass sie sich nie gestatten, sich zu verlieben oder gar leidenschaftlich zu hassen.

Auf der anderen Seite kenne ich Menschen, die lediglich aus flüchtiger Leidenschaft heraus zu Empfindungen fähig sind, weil sie Angst vor tieferen Gefühlen haben. Sie stürzen sich voller Begeisterung in eine Beziehung und beklagen sich nach wenigen Tagen oder Monaten darüber, dass es nicht mehr so ist wie am Anfang. Sie geben die Beziehung auf und werten sie ab, weil die Leidenschaft verflogen ist.

Ich habe den Eindruck, dass die Persönlichkeit des »Leidenschaftlichen« in jüngster Zeit in unserer Gesellschaft zunimmt. Es ist, als würde so mancher in der Welt, in der wir leben, keinen klaren Lebenssinn erkennen und sich deshalb durch Drogen und Rauschmittel in andere, angenehmere Universen flüchten …

Man kann von Drogen wie Marihuana, Kokain, Angstlösern, Schmerzmitteln, Kohlehydraten (wie viele Übergewichtige), Nikotin oder Alkohol abhängig sein. Aber man kann auch von endogenen, körpereigenen Drogen abhängig werden.

In Momenten der Gefahr oder starker Anspannung schüttet der Körper große Mengen eines starken Aufputschmittels aus. Diese Substanz, die im körpereigenen Labor der Nebennieren gebildet wird, bereitet den Körper auf Aktion vor: Adrenalin.

In meiner Praxis sehe ich jeden Tag echte Adrenalin-Junkies. Diese Menschen haben ausschließlich Freude an Dingen, die im Rahmen einer Grenzerfahrung stattfinden. Sie leben auf Messers Schneide; sie schaffen in ihrem Umfeld ständig Extremsituationen, um diese intensiv erfahren zu können.

Ich brauche dir nicht zu erklären, dass diese Sucht wie alle Süchte gefährlich ist und, auch wenn du es nicht glauben magst, sogar tödlich sein kann (Herzinfarkt, Magendurchbruch, Asthma, Colitis Ulcerosa usw.). Nebenbei bemerkt halte ich das für die Ursache vieler Fälle von Schilddrüsenüberfunktion: die Sucht nach der Wirkung des Hormons Thyroxin.

Du siehst, manchmal kommt der Mediziner in mir durch … Doch zurück zum Thema.

Wenn ich die Wahl hätte, was ich für die Menschen in meinem Umfeld empfinde, würde ich mich dafür entscheiden, mich so intensiv in sie zu verlieben, wie es mir möglich ist.

Wenn diese Leidenschaft allmählich nachlässt, würde ich mich dafür entscheiden, dass darunter das Gefühl wächst.

Ich würde mir wünschen, dass weder ich, noch der Andere Angst vor dem Verschwinden der Leidenschaft hätten und es uns gelänge, uns damit auseinanderzusetzen, dass Tiefe an die Stelle der Intensität tritt …

Ich würde mir wünschen, dass dieses Gefühl Liebe wäre und nicht nur Wollen.

Und schließlich würde ich mir wünschen, dass ich die Möglichkeit hätte, mich hin und wieder aufs Neue in die Person zu verlieben, die ich liebe.

Brief 29

Liebe Freundin,

du sagst, was ich über die Liebe schrieb, habe dir gefallen und dir einiges klargemacht, und setzt hinzu, dass es dir schwerfalle zu erkennen, ob du wirklich geliebt wirst oder nur gewollt oder gebraucht …

Zunächst einmal: Weshalb willst du Gewissheit darüber haben, was der andere empfindet?

Ich denke, es ist ein Versuch, dich rückzuversichern. Letztlich kommt es aber nur darauf an, was *du* empfindest. Frag dich, ob du dich gewollt, geliebt, gebraucht fühlst, und vertraue diesem deinem Gefühl.

Stellen wir uns vor, jemand liebt dich. Er liebt dich sogar sehr, du jedoch fühlst dich absolut nicht geliebt. Was nutzt dir dann seine Zuneigung?

Stellen wir uns nun das Gegenteil vor. Jemand liebt dich nicht besonders, aber du fühlst dich absolut geliebt. Wirst du dich von dieser Person trennen wegen dem, was sie über ihre Gefühle sagt?

Ich finde, die schönste Antwort auf ein »Ich liebe dich sehr« ist »Und ich fühle mich sehr von dir geliebt«.

Das andere, was du über Liebesbeweise sagst, hat in meinen Augen nichts mit Gefühlen zu tun.

Tatsächlich sind »handeln«, »zeigen« und »beweisen« unterschiedliche Dinge.

Nimm dir ein paar Minuten Zeit, um diese Fragen zu beantworten, bevor du weiterliest:

1. Was heißt zeigen? Weshalb zeige ich dir etwas?
2. Was heißt beweisen? Weshalb beweise ich dir etwas?

Mit Sicherheit hast du etwas notiert wie:

»Zeigen« bedeutet, etwas *offensichtlich* zu machen, damit du es siehst.

»Beweisen« hingegen ist der Versuch, einen Nachweis für etwas zu erbringen, damit du es glaubst.

Das bedeutet, wenn ich dir etwas »zeige«, gehe ich von der Annahme aus, dass du es nicht *siehst*. Und wenn ich dir etwas »beweise«, gehe ich von der Annahme aus, dass du es nicht glaubst.

Wenn meine Liebe zu dir keine Vorbehalte kennt, wenn ich wirklich ich bin und zulasse, dass du wirklich du bist, dann muss ich dir nicht zeigen oder beweisen, dass ich dich liebe. Ich bin einfach ich und handle so, wie ich empfinde, ohne mich zu fragen, ob du es siehst oder glaubst.

Wenn ich mich selbst dabei ertappe, wie ich versuche, zu zeigen oder zu beweisen, was ich bin oder was ich empfinde, habe ich das Gefühl, manipuliert zu werden und zu manipulieren, mir selbst nicht treu zu sein. Und letztendlich komme ich mir lächerlich vor.

Du hast jedes Recht dazu, etwas nicht zu sehen oder zu glauben. Wer bin ich, dass ich erwarte, dass du alles siehst oder glaubst, was ich sehe oder glaube?

Falls alle diese Argumente nicht genügen sollten, frage ich mich: Woher weiß ich, ob du etwas nicht sehen würdest, wenn ich es dir nicht zeigte? Oder etwas nicht glauben würdest, wenn ich es dir nicht bewiese?

Die Schlussfolgerung ist offensichtlich: Ich an deiner Stelle hätte es nicht gesehen. Ich an deiner Stelle würde es nicht glauben.

Projektion! Reine Projektion.

Antonio Porchia schreibt: »Wenn ich ich bin, weil du du bist, und wenn du du bist, weil ich ich bin, dann bin ich nicht ich und du bist nicht du. Aber wenn ich ich bin, weil ich ich bin, und du du bist, weil du du bist, dann bist du du und ich bin ich.«

Brief 30

Ach, Claudia,

endlich eine einfache Frage.

Der Orgasmus ist nichts anderes als die unvermeidliche Konsequenz des Liebesakts.

Noch einmal:

Die unvermeidliche Konsequenz des Liebesakts.

Brief 31

Liebe Claudia,

ich möchte nicht laufen, aber auch nicht stehen bleiben. Ich möchte gehen.

Was ist der Unterschied zwischen Laufen und Gehen?

Die Geschwindigkeit?

Nein, sicherlich nicht. Man kann schnell gehen und man kann langsam laufen.

Nein! Das ist es nicht.

Ich bin nach draußen gegangen. Ich bin gelaufen und gegangen, schnell und langsam. Da ist es mir bewusst geworden: Wenn ich gehe, hat immer ein Fuß Kontakt zum Boden. Immer! Wenn ich laufe, gibt es einen kurzen Moment, in dem ich vollständig in der Luft bin, ohne Kontakt zur Erde.

Das erklärt, warum beim Laufen die Gefahr größer ist, dass ich hinfalle.

Ich möchte nicht laufen, ich möchte gehen.

»Gehen? Wohin?«

»Vorwärts.«

»Wo ist ›vorwärts‹?«

»Ich weiß nicht. Vorwärts ist dort, wo ich hingehe.«

»Und einen Weg zurück gibt es nicht?«

»Nein. Ich glaube nicht.«

Brief 32

Liebe Claudia,

kehre in deine Kindheit zurück und lass mich dir eine Geschichte erzählen. Oder vielmehr zwei.

Illusion

Es war einmal ein dicker, hässlicher Bauer, der verliebte sich (wie sollte es anders sein!) in eine wunderschöne, blonde Prinzessin.
Eines Tages gab die Prinzessin (warum auch immer) dem dicken, hässlichen Bauern einen Kuss ...
Und auf magische Weise verwandelte er sich in einen schönen, stattlichen Prinzen ...
(Zumindest sah sie das so.)
(Zumindest fühlte er sich so.)

El jazmin feo feo

Habia una vez un jazmin que se habia enamorado de una dalia. El jazmin era muy feo. La dalia era muy lindo pero estaba enamo-rado de un gladiolo. Un día la dalia salio a pasear con el gladeolo. El jazmin estaba muy trizte. El gladeolo era muy lindo pero malo, el jazmin era feo pero muy bueno. Entonces la dalia se cazo con el jasmin nadie sabia porque la dalia elegio al jazmin que era azquerozo. Pero bibieron juntos y felices muchos muchos años.

Moraleja: no importa lo de afuera importa lo de adentro

Demián

Der hässliche Jasmin

Es war einmal ein Jasmin, der hatte sich in eine Dahlie verliebt. Der Jasmin war sehr hässlich. Die Dahlie war sehr hübsch, aber sie war in die Gladiole verliebt. Eines Tages ging die Dahlie mit der Gladiole spazieren. Der Jasmin war sehr traurig. Die Gladiole war sehr schön, aber böse, der Jasmin war hässlich, aber sehr nett. Dann heiratete die Dahlie den Jasmin. Niemand wusste, warum sich die Dahlie für den Jasmin entschied, weil er so abstoßend war. Aber sie lebten viele, viele Jahre zusammen und waren glücklich.
Moral: Es kommt nicht auf das Äußere an, sondern auf das Innere.
Demián

Die erste Geschichte ist von mir, ich habe sie vor einigen Jahren geschrieben.

Die zweite hat mein Sohn geschrieben, als er acht Jahre alt war.

Acht Jahre! Kannst du das glauben? Acht!

Beneidenswert!

Ich habe über dreißig Jahre meines Lebens, zehn Jahre Studium und vier Jahre Therapie gebraucht, um zu erkennen, was mein achtjähriger Sohn in einem Satz zusammenfasst: »Es kommt nicht auf das Äußere an, sondern auf das Innere.«

Vor einigen Wochen erwähnte ein Patient, Gerardo, in der Gruppentherapie einen Satz, den er irgendwo gelesen hatte: »Kinder sind Zwerge auf den Schultern eines Riesen.« Und es ist so wahr.

Ich denke an meine Kinder ... Wie sehr ich sie liebe! Und dann kommt mir folgender Satz in den Sinn: »Wenn ich dich liebe, freue ich mich, wenn dir Flügel wachsen und ich dich fliegen sehe.«

Demián und Claudia kommen ins Zimmer, setzen sich auf den Boden und sehen mir beim Schreiben zu.

Ich schreibe nun nicht mehr dir ... Ich schreibe für sie.

Meine Kinder ...
Ich möchte eure Startrampe sein,
euer Rückenwind,

ein offener Raum
und, warum es nicht zugeben,
euer Flugbegleiter.
Aber ich weiß,
dass ihr mich nicht braucht, um zu fliegen.
Alles, was ihr wirklich *braucht*,
seid ihr selbst.
Das genügt!

Brief 33

Meine allerliebste Claudia,

in einem der ersten Briefe schrieb ich dir, eine der wesentlichen Eigenschaften des Neurotikers sei die Unreife. Deshalb sei es wichtig, von der Unterstützung durch die Umgebung zur Selbstunterstützung zu gelangen.

Was ist das, Selbstunterstützung?

John Stevens sagt dazu, dass wenn ein Hypnotiseur einen Probanden in Trance versetzt und ihm sagt: »Du spürst nun, wie dir kalt wird«, der Hypnotisierte die Aussage des Hypnotiseurs höher wertet als seine eigenen Empfindungen.

In gewisser Weise sind wir alle hypnotisiert.

Uns wird so oft immer wieder dasselbe gesagt … Von den Eltern, von Onkeln und Tanten, Lehrern und Nachbarinnen … Wir lesen es in Büchern und Zeitschriften … Wir sehen, wie die Menschen, die wir lieben, diese Worte befolgen, ohne sie jemals in Frage zu stellen … Am Ende sind wir hypnotisiert. Wie schenken den Worten mehr Glauben als unseren eigenen Empfindungen.

Und was noch schlimmer ist, wir sind so gut auf diesen Prozess trainiert, dass wir hypnotische Botschaften an uns selbst aussenden. Wir hypnotisieren uns selbst!

Selbstunterstützung bedeutet, diese Hypnose zu beenden.

Selbstunterstützung bedeutet, mir darüber klar zu werden, dass meine Füße stark genug sind, um mein Gewicht zu tragen.

Selbstunterstützung bedeutet, mich mit meinen Empfindungen zu verbinden.

Selbstunterstützung bedeutet, mir selbst am allermeisten zu vertrauen.

Selbstunterstützung bedeutet, endgültig das aufzugeben, was ich *liquides Verhalten* nenne.

Der Begriff *Liquides Verhalten* nimmt Bezug auf eine Parallele zwischen den physikalischen Eigenschaften von Flüssigkeiten und einem Charaktermerkmal der neurotischen Persönlichkeit.

Eine Flüssigkeit hat keine feste Form. *Sie passt sich der Form des Behälters an, in dem sie sich befindet.*

Wenn ich genauso funktioniere, indem ich versuche, mich den Anforderungen der anderen anzupassen, wenn ich glaube, lediglich die Summe der Bilder zu sein, die andere von mir haben, wenn ich immer nur versuche, den Erwartungen der anderen zu entsprechen, dann lege ich ein *liquides Verhalten* an den Tag.

»Aber was willst du? Ein *statisches Verhalten?*«

»Nein, nein und nochmals nein!«

Ich plädiere für ein Verhalten, das gefestigt genug ist, um sich selbst zu tragen, und elastisch genug, um sich der Realität anzupassen.

Ich plädiere für ein *plastisches Verhalten*.

Die Gesellschaft liebt statisches Verhalten. Es heißt oft: »Dieser Mann hat wirklich einen starken Charakter!« Was ich höre, ist: »Er reagiert in der gleichen Situation immer gleich.« Klar, natürlich ist es wünschenswert, wenn der andere so ist ... Das ist prima für mich! Der andere ist berechenbar, ich kann mich auf seine Reaktion verlassen und sicher sein, dass er mich niemals »enttäuschen« wird.

Was für eine Manipulation, von den anderen ein derart statisches Verhalten zu erwarten, oder?

Wenn ich in wirklicher Intimität zu dir stehe, dann verstehe ich, dass du dich heute so verhältst und morgen anders. Oder mehr noch ... bereits einen Augenblick später genau umgekehrt. (Schwierig, oder? Ja, sehr schwierig. Aber ich würde es gerne schaffen.)

Widersprüchlich zu sein, ist nicht gleichbedeutend mit Inkonsequenz.

Widersprüchlich bin ich, wenn ich heute ja sage und morgen nein.

Inkonsequent bin ich, wenn ich ja sage und nicht danach handle.

Widersprüchlichkeit ist Teil meiner seelischen Gesundheit, meiner plastischen Haltung, meiner Wandlungsfähigkeit und meiner Möglichkeit, mich im Laufe der Zeit zu verändern.

Inkohärenz ist Teil meiner Krankheit, meines Mangels an Klarheit. Sie ist der Versuch, meine Verwirrung auf den anderen zu übertragen. Sie ist ein Hund, der sich in den Schwanz beißt. Eine Spaltung meiner Persönlichkeit und letztlich ein Mangel an Respekt dem anderen und mir selbst gegenüber.

Man darf diese beiden Dinge, Widersprüchlichkeit und Inkohärenz, keinesfalls mit Wirrheit verwechseln.

Was ist ein Wirrkopf?

Anbei ein Foto des oben Genannten.

Brief 34

Liebe Claudia,

ich habe soeben zum siebten Mal *Notes to myself* von Hugh Prather gelesen.

Mein Fazit:

Ja, ja, ja, ja, ja!!!

Brief 35

Liebe Claudia,

danke, dass du mir Kopien des bisherigen Briefwechsels geschickt hast. Was für eine Freude! Da gibt es so vieles, was mir wirklich gut gefällt.

Unter uns … Ich fand vieles so gut, dass ich mich kurz gefragt habe, ob ich das wirklich geschrieben habe … (Schlimm – ich werde doch nicht etwa bescheiden werden? Ich bezweifle es …)

Ein interessanter Punkt, die Sache mit der Bescheidenheit.

Auch wenn ich mit guten Vorsätzen nichts anfangen kann, habe ich das Gefühl, dass ich niemals bescheiden sein werde.

Wenn ich manche meiner Verhaltensweisen von außen betrachte, finde ich mich eingebildet, fordernd, von mir selbst überzeugt …

Der Duden schreibt: »Bescheiden: Nicht genügend, klein, gering.«

Nein, ich bin nicht bescheiden.

Wenn ich mit meinem Egoismus prahle, wenn ich das Gefühl habe, der wichtigste Mensch auf der

Welt zu sein (mit zwei wunderbaren Ausnahmen: meinen Kindern), wenn ich mich für den Mittelpunkt meiner Welt halte, wenn ich alle Antworten in mir selbst suche …

Nein, ich bin nicht bescheiden.

Und was ist mit den anderen? Den Menschen, die ich liebe?

Tue ich etwa nichts für sie?

Nein!

Manchmal bereitet es mir Freude, dir Freude zu bereiten, und dann mache ich das. Wenn ich sage, ich tue es für dich, dann lüge ich. Eigentlich ist *alles* für mich. Ich entscheide, was ich dir geben will und was nicht. Wie egoistisch!

Ja.

Aber was bedeutet es eigentlich, wenn jemand zu mir sagt: »Du Egoist!« Es bedeutet: »Denk nicht an dich, denk an mich.«

Wer ist hier der Egoist?

Schon im Talmud heißt es:

> Wenn ich nicht für mich denke, wer denkt dann für mich?
> Und wenn ich nur an mich denke, wer bin ich dann?
> Und wenn es nicht jetzt ist, wann ist es dann?

Es gibt drei Kategorien von Menschen.

Der eine verschenkt seine warme Kleidung, wenn ihm kalt ist. Der andere zieht seine warmen Kleider an, wenn ihm kalt ist. Und ein Dritter entzündet ein Feuer, um sich selbst und alle anderen zu wärmen, die sich an der Wärme erfreuen wollen.

Der Erste handelt selbstmörderisch: er wird erfrieren. Der Zweite ist bedauernswert: Er wird einsam sterben. Der Dritte ist ein ganz normaler, erwachsener, egoistischer Mensch (er macht Feuer, weil ihm selbst kalt ist).

Ich möchte jemand sein, der Tausende Feuer entzündet. Mehr noch, ich möchte Tausenden Menschen beibringen, Feuer zu entzünden.

Nein, bescheiden bin ich wirklich nicht.

Brief 36

Liebe Claudia,

kulturelles Lernen will uns glauben machen, dass …

- … Lügen schlecht ist,
- … Arbeiten gut ist,
- … viel Geld verdienen das Beste ist,
- … Sex etwas Schlechtes ist (oder wenigstens »aus Liebe« stattfinden sollte),
- … Gehorsam gut ist (wenn es blinder Gehorsam ist, umso besser),
- … alle Kommunisten (oder Faschisten, Araber, Schwarze) schlecht sind (oder das Gegenteil, wenn ich Kommunist, Faschist, Araber oder Schwarz bin),
- … es schlecht ist, materialistisch zu sein,
- … Idealismus noch schlimmer ist,
- … es schlecht ist, ohne Hoffnung in die Zukunft zu sehen,
- … es gut ist, gut zu sein,
- … Intelligenz eine wunderbare Sache ist,

… Müßiggang schlecht ist,
… Schlangen böse sind (oder giftig oder gefährlich),
… Ordnung das Beste ist,
… Aggression schlecht ist,
… der Mensch ein höheres Lebewesen ist,
… Selbstkontrolle sehr wichtig ist,
… es gut ist, klare Ziele zu haben,
… es ganz schlecht ist, aus dem Impuls heraus zu handeln,
… Planung das A und O ist,
… Tauben gut sind und Krähen böse,
… Egoismus schlecht ist,
… Liebe besser ist als Hass,
… Traurigkeit schlecht ist,
… der Tod das Allerschlimmste ist,
… der einfachste Weg nie der beste ist,
… Glaube gut ist,
… Verrücktheit etwas Schlechtes ist,
… Extreme schlecht sind,
… professionell zu sein das Wichtigste ist …
… um geliebt zu werden.

Brief 37

Liebe Claudia,

ja, der letzte Brief war ein Rundumschlag.

Ich nenne das alles »Moral in Dosen«. Das ist gut, das ist schlecht ... Was heißt das, gut und schlecht?

Ich sage meinen Patienten immer, dass ich nie jemanden umgebracht habe, und setze dann hinzu: Weil ich noch nie einen guten Grund dazu hatte.

Was wäre ein guter Grund?

Ich komme nach Hause. Ein Unbekannter bedroht meine Kinder und hält ihnen ein Messer an die Kehle. Als er mich sieht, stürzt er sich auf mich. Ich greife mir irgendeine Waffe, ein Messer, einen Revolver, eine Latte, ein Rohr, egal. Ich kämpfe um mein Leben und das meiner Kinder. Im Kampf töte ich ihn. Das ist ein guter Grund.

Weitergedacht: Wenn ich die Unfehlbarkeit des Konzepts, nicht zu töten, in Frage stellen kann, warum dann nicht auch alle anderen?

Aber das Gesetz! Was ist mit dem Gesetz?

Als ich mit Antonio, einem Anwalt, über dieses Thema sprach, sagte er etwas, das mir sehr wertvoll erschien: Das Gesetz schreibt nicht vor, was man tun darf und was nicht.

Nehmen wir ein Beispiel: A betrügt B. Die Polizei nimmt A fest und ein Richter verurteilt ihn zu sechs Monaten Gefängnis oder einer Entschädigungszahlung.

Das Gesetz sagt nicht: »Du darfst nicht betrügen«! Das Gesetz sagt: »Wer einen anderen betrügt, muss mit dieser oder jener Strafe rechnen.« Das war's.

Wenn das Gesetz zur Moral wird, verfälscht das seine gesellschaftliche Funktion, es beschränkt das Individuum, übt massiven Druck aus und unterjocht die Bewohner eines Landes.

Aber die Gesellschaft, in der wir leben, glaubt fest an diese Moral in Dosen.

Geschehen diese ganzen Bemühungen einer Kultur, moralische Grundsätze zu verankern, aus einer willkürlichen Laune heraus?

Nein, ich glaube nicht.

Ich denke, dieses Bestreben, das Verhalten des Einzelnen zu regulieren, geht von einem »philosophischen« Konzept aus, das da lautet: »Der Mensch ist von Grund auf schlecht, ein Dämon, ein unkontrollierbares Monster, das von seinen niederträchtigen, destruktiven und grausamen Launen getrieben wird.«

Achtung:

Ich glaube fest daran, dass es die warmherzige, ehrliche, liebenswerte, bescheidene, großzügige, engagierte, ehrliche und vor allem sensible und schöpferische Seite eines Menschen zum Vorschein bringt, wenn er ohne Druck und in wirklicher Freiheit lebt und die Anerkennung der anderen spürt.

Ausgehend von dieser Sichtweise auf den Menschen muss ich in meiner Praxis keine vorgefertigte Moral vertreten. Meine Klienten möchten von mir kein Werturteil über »gut oder schlecht«, »richtig oder falsch«, »berechtigt oder unberechtigt« (obwohl er oder sie zuweilen glauben mag, dass ich genau das tue).

Was er oder sie braucht, ist eine gesunde Verbindung, aus der heraus er oder sie wachsen und zu sich selbst finden kann.

Das ist der Unterschied zwischen einem Therapeuten und einem Priester.

Der Priester hat einen klar begrenzten Rahmen: Er ist gezwungen, in seinem Amt eine bestimmte operationale Moral zu vertreten, die als Maß und Vorgabe akzeptiert werden muss.

Der Therapeut hingegen geht von einer offenen Grundhaltung aus, einem leeren Raum, der Abwesenheit einer vorgefertigten Moral, der Realität des Patienten. Zumindest wäre es gut, wenn er das täte.

Werfen wir nun einen Blick auf die Psychoanalyse, so kommt es mir vor, als sähe ein Teil der Menschheit in der Psychoanalyse eine neue Religion.

Einige Psychoanalytiker verstehen sich selbst als (orthodoxe, konservative oder auch reformierte) Priester.

Skepsis wird mit fehlendem Glauben oder Häresie gleichgesetzt. Viele Patienten, die auf Psychoanalyse schwören, sind wie Anhänger einer Sekte, einer Loge oder einer Glaubensgemeinschaft.

Was für die klassischen Religionen »Sünde« ist, heißt nun »Krankheit«. Was früher eine »göttliche Prüfung« war, heißt heute »Trauma«. Was ehemals »Exorzismus« hieß, heißt heute »Katharsis«.

In gewissen Momenten sind sich der Teufel und das Unbewusste sehr ähnlich.

In dieser neuen Religion betet man drei- oder viermal in der Woche im heiligen Tempel, symbolisiert durch die psychoanalytische Couch, von der aus man den Hohepriester – Verzeihung: den Therapeuten – natürlich nicht sehen kann.

Auf diese Weise versucht man, Kontakt mit dem Unbewussten aufzunehmen, so wie unsere Vorfahren sich in Ekstase versetzten, um Kontakt mit dem »Unbenennbaren« und »Unerreichbaren« aufzunehmen: Gott.

Achtung:

EINE THERAPIE IST KEIN GLAUBENSAKT.

Brief 38

Liebe Claudia,

seit drei Wochen habe ich dir nicht geschrieben …

Habe ich nicht für mich geschrieben …

Habe ich nichts geschrieben …

Es begann am Montag, den 6. Juli.

Plötzlich ein heftiger Schmerz auf der rechten Seite. Eine Verdauungsstörung, dachte ich und maß dem Ganzen keine größere Bedeutung bei.

Aber der Schmerz blieb. Über Tage, über Wochen …

Ich fühlte mich müde, abgeschlagen, schwindelig, schwach.

Der Arzt vermutete, es könne mit der Blase zu tun haben. (Harnsteine?)

Nach einem Monat hatte ich sechs Kilo abgenommen. Man verordnete mir Schonkost und Medikamente, und es wurde ein wenig besser.

Der Schmerz war nicht mehr so intensiv, aber er war ständig da.

Ich kämpfte die ganze Zeit gegen ihn an, verdrängte ihn für einen Moment, aber gleich darauf war er wieder da, strahlte in den Rücken und die Leistengegend aus.

Ich ließ einen Ultraschall machen: »Harnblase gesenkt. Leber leicht vergrößert. Keine weiteren Auffälligkeiten.« Mutmaßliche Diagnose: Virale Gastroenteritis. Behandlung: »Abwarten.« Punkt.

Ich war einen weiteren Monat krank. Ich nahm noch drei Kilo ab und hatte zu nichts Lust …

Gestern führte ich ein Gespräch mit meinem »inneren Therapeuten«.

»Was ist mit dir los?«

»Ich weiß es nicht!«

»Wie fühlst du dich?«

»Ich fühle mich schlecht. Es ist anders als alles, was ich bisher hatte.«

»Hast du Schmerzen?«

»Im Moment nicht besonders. Das ist es nicht.«

»Hast du Angst?«

»Zuerst dachte ich das, ja. Alle meine Lieben vermuteten, das wäre der Grund für meinen Zustand. Ich glaube, es war das, was sie selbst empfanden. Nein, Angst ist es nicht. Ich hatte so etwas noch nie.«

»Versuche, genauer in dich hineinzuhorchen und dich mit deinen Empfindungen in Verbindung zu setzen. Lass deine Gedanken fließen.«

»Ich denke an Inés, die eine Fehlgeburt hatte …

Ich denke an Cristina nach ihrer Trennung … Ich denke an Tito, als ich ihn damals kennenlernte …«

»Was hatten die drei zu diesem jeweiligen Zeitpunkt gemeinsam?«

»Sie hatten eine Depression …«

»Und?«

»Das ist es! Ich bin depressiv. Depressiv!«

Es ist unglaublich: Erst jetzt wird mir bewusst, dass ich noch nie depressiv war. Wirklich und wahrhaftig tief depressiv.

»Wie ist es, depressiv zu sein?«

»Es fühlt sich an, als wäre ich allein auf einer sehr langen Reise. Auf dem Weg gibt es riesige Felsbrocken und tiefe Abgründe, die ein Weiterkommen unmöglich machen. Ich bin völlig handlungsunfähig. Ich habe nicht die Kraft, die Felsblöcke beiseitezuräumen oder über die Abgründe hinwegzuspringen … Ich bin schon ewig auf diesem Weg unterwegs … Ich bin sehr müde und frage mich, ob es sich lohnt weiterzugehen. Ich versuche, mir das Ende des Wegs vorzustellen, aber alles, was ich sehen kann, ist ein Pfad, der immer schmaler wird und schließlich vor einem Schild endet. Auf dem Schild steht:

DAS IST DAS ENDE.

Ich sage mir, dass das nicht sein kann. Da muss doch noch mehr sein! Ich schaue auf die Rückseite des Schilds. Ja, da steht etwas:

Das ist wirklich das Ende.

»Welches Ende?«

»Das Ende. Das große Finale.«

»Der Tod?«

»Es muss etwas damit zu tun haben, aber es geht nicht darum, nicht mehr zu atmen, zu gehen oder den Herzschlag zu spüren. Es ist etwas Schlimmeres. Es bedeutet, nichts mehr zu empfinden ...

»Verbinde dich damit. Verlasse dieses Gefühl nicht.«

»Ich bin unterwegs. Manchmal zu Fuß, manchmal gebeugt, schließlich rolle ich abwärts, und je weiter ich rolle, desto kleiner werde ich ... Ich höre auf zu rollen ... Ich liege bäuchlings da und spüre das Gewicht von allem auf meinem Rücken lasten. Die ganze Welt, das ganze Universum lastet auf mir, und ich habe nicht mal die Kraft, eine Feder aufzuheben ...«

»Streng dich nicht an ...«

»Es erdrückt mich ... Zermalmt mich ... Durchbohrt mich ...«

»Weiter ...«

»Ich habe ein großes Loch in der Brust. Man kann hindurchsehen. Ich sehe, wie das Loch immer größer wird. Ich bin jetzt leichter. Ich schwebe. Ich bin da und doch nicht da.«

»Lass dich treiben.«

»Das mache ich. Ich könnte sowieso nichts tun, um es zu verhindern.«

»Es geht nicht darum, ob du es verhindern kannst oder nicht. Es geht darum, dass du deinen momentanen Zustand respektierst. Es geht darum, nicht in einen laufenden Prozess einzugreifen. Es geht darum, die Depression zuzulassen. Wenn sie da ist, ist es am besten, wenn sie sich manifestiert und durchlebt wird, um danach zum nächsten Zustand weitergehen zu können.«

»Ja ...«

Brief 39

Liebe Claudia,

hattest du Schwierigkeiten, den letzten Brief zu verstehen?

Nun, auch das bin ich. Zumindest im Moment. Es ist unglaublich, in meinem Alter eine völlig neue Empfindung von einer solchen Intensität zu erleben.

Ich höre dich fragen:

»Ist es vorbei?«

»Ja.«

»Wie bist du da rausgekommen?«

Ehrlich gesagt bin ich nicht rausgekommen. Die Depression ist verschwunden. Mir ist absolut bewusst, dass ich nichts getan habe, um da rauszukommen. Ich habe es einfach zugelassen, wie Fritz mir geraten hat.

Nun, da ich von dieser Reise zurück bin, habe ich das Gefühl, dass etwas Wichtiges, Bedeutsames und Wertvolles passiert ist.

Ich fühle mich anders als vorher. Ich bin gelassener, weniger gehetzt.

Ich habe das Gefühl, dass ich zum ersten Mal in der Lage bin, meine Patienten zu verstehen, wenn sie eine Depression haben. Vorher konnte ich mir nur vorstellen, wie sie sich fühlten, wenn sie depressiv waren. Jetzt weiß ich es. Ich kann aus meiner eigenen Erfahrung heraus mit ihnen in Kontakt treten, und das bedeutet mir viel. Außerdem habe ich in den vergangenen Monaten meine Arbeitszeit reduziert, etwas, was ich seit Jahren vorhatte, aber nie umgesetzt habe. Seit zwei Wochen gehe ich wieder zum Bridge, mit dem ich vor langer Zeit aufgehört habe, weil ich »zu beschäftigt« war. Ich habe meinen täglichen Zigarettenkonsum reduziert. Und ganz nebenbei habe ich in dieser Zeit neun Kilo abgenommen (was mir, wie du weißt, keinesfalls schadet).

»Ah, da ist er wieder, der unverbesserliche Optimist, wie Aldo dich nennt!«

»Wenn ich die Möglichkeit hätte, diese Erfahrung aus meinem Leben zu löschen, müsste ich auch auf diese positiven Erfahrungen und neuen Erkenntnisse verzichten.«

Oder um mit Barry Stevens zu sprechen: »Wenn ich, um Gutes zu erleben, auch das Schlechte durchleben muss, dann möchte ich nichts davon missen.«

Vor einiger Zeit sagte Dida, eine meiner Patientinnen, zu mir:

»Doktor, ich habe in einer englischen Zeitung

einen Satz gelesen, der kann nur von Ihnen stammen. Oder von jemandem, der Sie kennt.«

Sie reichte mir ein Blatt Papier, auf dem stand:

Das Gute am Schlechten ist, dass es noch schlimmer sein könnte.

Brief 40

Mich schmerzt dein Ärger.

Mich schmerzt deine Traurigkeit.

Mich schmerzt deine Wut.

Am meisten aber schmerzt mich dein Schweigen …

Das Gefühl, dass du mir ausweichst.

Dich hinter deinem »Ich weiß nicht« versteckst.

Es ist wie in diesem Tango:

»Ich suche nach dir, doch du bist nicht mehr da.«

Brauchst du einen Vorwand, um dich von mir zu trennen?

Mit deiner Unterstützung kann ich den höchsten Berg erklimmen.

Ohne dich ist es schon anstrengend, Verstecken zu spielen.

Es ist anstrengend, Hindernissen auszuweichen.

Es ist anstrengend, mich mit deinem Stolz auseinanderzusetzen.

Es ist anstrengend, an die Tür zu klopfen,
von der wir beide wollen, dass sie sich öffnet,
und die du geschlossen hältst.

Ich glaube nicht an deine Verwirrung, sondern an deine Zurückhaltung.

Ich glaube nicht an deine »Zeit«, sondern an deinen Stolz.

Ich glaube nicht an deinen Hass, sondern an deine Enttäuschung.

Ich glaube nicht an dein Verhalten, sondern an deine Gefühle.

Ich fühle mich wie der Blinde aus dem Gedicht von Rafael de León,

der weinend mit seinem Taschentuch winkt,
ohne zu bemerken, dass der Zug
schon vor einer ganzen Weile abgefahren ist.

Komm! Öffne dich mir! Sprich mit mir! Streite mit mir!

Hier bin ich!

Brief 41

Liebste Claudette,

das Einzige, was mich an G.'s Freitod überrascht, ist deine Überraschung.

Wie du selbst sagst, hat G. nichts anderes getan, als dem Auftrag nachzukommen, den er in seinen ersten Lebensjahren von den Eltern erhielt.

Das Thema der elterlichen Vorgaben und Regeln ist eine der am besten untersuchten Variablen in der aktuellen Psychologie.

Diese Vorgaben und Regeln (die letztendlich konditionierende Befehle sind) erreichen das Kind auf unterschiedliche Weise. Meistens werden sie nicht explizit, sondern durch nonverbale Botschaften vermittelt.

Eric Berne zufolge, für den es drei Ich-Zustände gibt (das Eltern-Ich, das Erwachsenen-Ich und das Kind-Ich), dauern die Vorgaben und Regeln unserer Erziehung in unserem Eltern-Ich (das letztendlich die Verinnerlichung der Vater- und Mutterfigur ist) fort und bestimmen unser Handeln in bestimmten Situationen.

Berne schlägt eine Liste mit dreizehn »Basisregeln« vor, in denen alle anderen auf die eine oder andere Weise enthalten sind. Sie lauten:

1. *Sei nicht da.* Dieses Verhaltensmuster entsteht immer dann, wenn ein Kind in eine »unangemessene Situation« hineingeboren wird. Seine Eltern stehen kurz vor der Trennung, sind zu alt, zu jung, zu arm oder »zu ungebunden«. Es muss sich dabei nicht immer um eine unerwünschte Schwangerschaft handeln, sondern vielmehr um eine unerwünschte Geburt.

Diese Erklärung finde ich enorm wichtig. In letzter Zeit lese ich in Krankenakten immer wieder mit Entsetzen den Begriff »ungewolltes Kind«, wenn dort allenfalls die Bemerkung »unerwartete Schwangerschaft« stehen sollte, was nicht dasselbe ist.

2. *Sei nicht der, der du bist.* Hier wollten die Eltern ein Kind mit einem anderen Geschlecht, einer anderen Hautfarbe oder aber ein völlig gesundes Kind. Manchmal soll das Kind auch den Platz einer anderen Person einnehmen (ihres Vaters, seiner Mutter oder eines kürzlich verstorbenen Geschwisterkinds).

3. *Komm mir nicht zu nahe.* Diese Botschaft hängt mit der Fähigkeit oder dem Unvermögen der Eltern

zusammen, mit Schmerz umzugehen. Ein Kind, das mit der nicht verheilten Wunde durch einen Verlust in der Familie konfrontiert wird, kann leicht ein Verhalten entwickeln, das dieser Botschaft entspricht. Andere Male zeigt sich in ihr die Schwierigkeit der Eltern mit körperlicher Nähe (Cecilia erzählte mir einmal, wie sie auf einer Deutschlandreise erlebte, dass Eltern ihre Kinder im Kindergarten abholten und ihnen zur Begrüßung förmlich die Hand gaben).

4. *Du gehörst nicht dazu.* Diese Botschaft ist in gewisser Weise nicht von der vorherigen zu trennen. Auch hier kann es darum gehen, sich unterbewusst vor einem Verlust zu schützen. Oft ist sie auch die Reaktion des Kinds auf die soziale Isolation der Familie. Die Eltern haben keine Freunde, machen keine Verwandtschaftsbesuche, gehören keiner Gruppe, keinem Verein, keiner politischen Richtung an. Die Familie ist eine vom Umfeld isolierte Gruppe.

5. *Du sollst nicht groß werden.* Diese Botschaft äußern Eltern, die jemanden brauchen, um den sie sich kümmern können. Sie wollen ein Kind, auf das sie ihr eigenes Bedürfnis nach Schutz und Fürsorge projizieren können. Manchmal findet man sie auch bei Eltern, denen etwa der Gedanke an die erwachende Sexualität des Jugendlichen Angst macht.

In jedem Fall benutzen Eltern, die diese Botschaft aussenden, ihre Kinder, um ihrem Leben einen Sinn zu geben.

6. *Sei kein Kind.* Hier handelt es sich um die entgegengesetzte Botschaft (wobei beide Botschaften nicht unbedingt inkompatibel sein müssen. Aus der Summe wird ein *Existiere nicht*). Sie wird von Eltern ausgesandt, die nicht die Verantwortung für ein Kind übernehmen wollen, das auf sie angewiesen ist. Manchmal soll sie das Kind dazu bringen, sich um seine jüngeren Geschwister zu kümmern – oder um seine Eltern, die sich wie Kinder benehmen.

7. *Das kannst du nicht.* Hier bringen die Eltern den Erfolgen ihrer Kinder keine Wertschätzung entgegen, indem sie diese ständig mit denen anderer Kinder, Erwachsener oder manchmal auch der Eltern selbst vergleichen und so deren Selbstwertgefühl schwächen.

8. *Dir soll es nicht gut gehen.* Diese Botschaft wird von Eltern ausgesendet, die ihre Kinder nur beachten, wenn diese Probleme haben oder krank sind. Sie bringen den Kindern von frühester Kindheit an bei, dass es auch positive Nebenwirkungen haben kann, wenn es ihm schlecht geht.

9. *Nein!* Diese Botschaft wird im Allgemeinen von überängstlichen Eltern ausgesendet. Das Kind lernt, dass das Leben gefährlich ist und dass alles, was es tut, ein Risiko für seine Person darstellt (vor allem das, was ihm Freude bereitet).

10. *Du bist nicht wichtig.* Diese Botschaft senden Eltern aus, die »keine Zeit« für die Schule ihrer Kinder, für ihre Freunde und ihre Bedürfnisse haben. Diese Verpflichtungen werden an ein Kindermädchen oder die Großeltern weitergegeben oder einfach ignoriert. Zuweilen erscheint sie auch in Form des Ausschlusses aus dem Familienleben (»Geh, wir haben etwas Wichtiges zu besprechen«).

11. *Sei perfekt.* Hier handelt es sich um eine Erscheinungsform elterlicher Eitelkeit. Die Kinder sollen gute Noten mitbringen, sich im Sport hervortun oder gut zeichnen können, damit die Eltern stolz *auf sich* sein können, weil sie ein so kluges, begabtes, intelligentes Kind haben. In der Schule haben sie nur ein »Sehr gut« oder im Gegenteil ein »Ungenügend« im Blick. Für das eine wird das Kind belohnt, für das andere bestraft. Alle anderen Noten werden völlig ignoriert. »Was heißt das schon, ein ›Gut‹? Ein ›Gut‹ schafft doch jeder …«

12. *Denk nicht nach.* Vielleicht eine Variante von *Du sollst nicht groß werden.* Hier geht es um die

Gefahr, die darin liegt, eigene Gedanken und Vorstellungen zu haben. Unterschiedliche Ansichten zu vertreten. Oder an »bestimmte Dinge« zu denken (Sex, Drogen, Freiheit usw.). Es gibt verschiedene Abstufungen dieser Botschaft, von »denk nicht so, wie du denkst, sondern so, wie du denken sollst« bis hin zu »du sollst überhaupt nicht denken«.

13. *Du sollst nicht fühlen.* Hier haben die Eltern Angst vor ihren eigenen Gefühlen oder sie haben eine ganz bestimmte Empfindung verdrängt, oft Trauer und Schmerz, manchmal auch Freude.

Auch diese Botschaft gibt es in unterschiedlichen Varianten:

»Du sollst keine Gefühle haben.«

»Du sollst keinen Schmerz empfinden.«

»Du sollst nicht so empfinden, wie du empfindest, sondern so, wie ich es dir sage.«

Diese letzte Botschaft geht mir am meisten gegen den Strich, vielleicht weil sie eine der häufigsten ist oder weil ich beruflich davon betroffen bin. In meiner Praxis kämpfe ich tagtäglich gegen sie an.

Mit Sicherheit ist diese Liste nicht vollständig, denn die furchtbaren Dinge, die wir Kindern antun, kennen keine Grenzen. Aber diese Beispiele sollen genügen, um aufzuzeigen, was mich an solchen Drehbüchern interessiert.

Diese Botschaften werden dem Kind, wie gesagt, mehr oder weniger subtil durch Mimik und Gestik vermittelt oder durch Zustimmungen und Ablehnungen, die schon vor der Geburt des Kinds da waren. Sie kommen bereits in der allerersten Botschaft zum Ausdruck, denn nichts anderes ist die Wahl des Namens, den wir dem Neugeborenen geben.

Alle diese Botschaften laufen darauf hinaus, dass ein Kind gegen Ende der Kindheit (mit acht Jahren), eine klare Vorstellung davon hat, was von ihm erwartet wird. Das Kind (und später der Erwachsene) möchte gefallen, es möchte sich geliebt und angenommen fühlen. Deshalb erhält es von seinen Eltern die unmittelbare Botschaft, dass es die größte Anerkennung erfährt, wenn es diesen Vorgaben folgt.

Aufgrund dieser Vorgaben und seiner Erfahrungen erstellt es ein Drehbuch seines Lebens, eine Art Leitfaden für seine Existenz, der seine Antwort auf diese ersten Lebensjahre widerspiegelt.

Diese Drehbücher sind natürlich sehr unterschiedlich, was Länge, Detailreichtum, Genre, Substanz usw. betrifft.

Es gibt dramatische Drehbücher mit Monstern, Verfolgungsjagden und Morden.

Es gibt Standarddrehbücher mit Hochzeit, einem guten Job, zwei Kindern (ein Junge, ein Mädchen) und einem friedlichen Leben bis zum Tod.

Es gibt auch tragische Drehbücher mit Leid,

Schmerz, Verlusten, Wahnsinn und Selbstmord (entsprechend der Botschaft »*Sei nicht da*«).

So stehe ich am Ende meiner Kindheit mit einem gut geschriebenen, ziemlich komplexen Skript da und beginne, nach den übrigen Personen zu suchen, die ich für das Stück brauche (du erinnerst dich an die psychologischen Spiele?)

Aber haben wir wirklich die Macht, über das zu bestimmen, was mit uns geschehen wird?

Ich glaube nicht.

Aber ich glaube, dass die Tatsache, dass es unser Drehbuch gibt, eine Tendenz zeigen kann. Der Mechanismus, nach dem diese Skripte funktionieren, folgt dem Prinzip der selbsterfüllenden Prophezeiung.

Was ist das, eine selbsterfüllende Prophezeiung?

Eines Morgens steht Juan auf und sieht aus dem Fenster. Auf der gegenüberliegenden Straßenseite befindet sich das moderne Gebäude der Bank, bei der Juan ein Konto hat. Überrascht entdeckt er einen Fleck auf der Glasfassade und denkt sofort: »Diese Bank wird bankrottgehen.«

Er überquert die Straße und wartet vor dem Eingang, dass die Bank öffnet, um sein Geld in Sicherheit zu bringen.

Da kommt Pepe aus dem Lebensmittelladen vorbei.

»Wie geht's, Juan?«

»Gut, und selbst?«

»Was machst du hier?«

»Ich warte, dass die Bank öffnet.«

»Musst du Steuern zahlen?«

»Nein, ich will mein Konto auflösen.«

»Warum?«

»Ach, es gibt keinen speziellen Grund. Aber ich hatte so eine Ahnung, wegen des Flecks da auf der Glasscheibe. Siehst du ihn? Und da dachte ich, weshalb das Risiko eingehen?«

Pepe, der auch ein Konto bei der Bank hat, denkt bei sich: »Er hat recht. Weshalb ein Risiko eingehen?« Er stellt sich hinter Juan an, um zu warten, bis die Bank öffnet.

Da kommt Doña María vorbei.

»Ah, Don Pepe! Wie geht es Ihnen?«

»Na, Sie sehen ja, Doña María … Ich warte darauf, dass die Bank aufmacht.«

»Weshalb so früh?«

»Juan und ich wollen unser Geld abheben. Wegen des Risikos, wissen Sie? Wegen der Sache mit dem Fleck.«

Doña María fragt nicht nach dem Fleck. Sie hört nur das Wort »Risiko«. Nun besteht die Schlange schon aus drei Personen.

Um zehn Uhr, als die Bank öffnet, reicht die Schlange bereits zwei Straßen weit. Es sind die Leute aus dem Viertel, die ihre Konten auflösen wollen.

Natürlich hat die Bank nicht genügend Bargeld da, um alle auszuzahlen. Um zwölf tritt ein Bankangestellter vor die Tür und sagt:

»Wir werden bis zwei Uhr warten müssen. Ich habe weitere Barbestände bei der Zentrale angefordert. Bleiben Sie bitte ruhig.«

Die Leute hören: warten, Barbestände besorgen, ruhig bleiben ... Daraufhin beginnen sie mit Nachdruck, ihr Geld zu verlangen. Sie wollen nicht länger warten. Es erscheinen Fernsehreporter und Fotojournalisten. Sie machen Aufnahmen von »den armen alten Menschen«, die ihr Geld nicht bekommen.

Am nächsten Tag ist die Nachricht in sämtlichen Medien: »Skandal vor der Bank.« Die Vorkommnisse werden aufgebauscht und ziemlich sensationslüstern erzählt. Vor sämtlichen Filialen der Bank bilden sich lange Schlangen von Menschen, die wütend ihre Ersparnisse fordern, und zwar sofort!

Die Folgen sind abzusehen ...

Zwei Tage später steht Juan auf und liest in der Zeitung: »Bank angeschlagen. Endgültige Schließung befürchtet.« Juan legt die Zeitung zur Seite, lächelt und sagt: »Wusste ich es doch ...«

Das ist eine selbsterfüllende Prophezeiung.

Eine Vorhersage, die die Ereignisse, um die es geht, überhaupt erst auslöst.

Und plötzlich macht vieles Sinn, was zuvor unerklärlich schien. In meinem Horoskop steht, dass mir ein blonder Mann Schaden zufügen wird. Also gehe ich los und halte die ganze Zeit Ausschau nach einem blonden Mann, der mir etwas Böses will. Und ich werde ihm begegnen, ganz sicher. Und falls nicht, kann ich sämtliche blonden Männer, die ich kenne, verfolgen und sie beobachten, bis irgendwann einer von ihnen zu mir sagt:

»Du nervst, scher dich weg!«

Aha! Das ist er!

Die selbsterfüllende Prophezeiung funktioniert in beide Richtungen. Nichts gibt mir mehr Möglichkeiten, etwas zu erreichen, als daran zu glauben. Und nichts schränkt meine Chancen mehr ein, als zu glauben, dass ich es niemals schaffen werde.

Zurück zu den Drehbüchern.

Entscheidend ist, dass ich mir meiner Drehbücher bewusst werde, dass ich nach ihnen suche und sie erkenne. Dass ich herausfinde, welche Verhaltensweisen in meinem täglichen Leben nicht auf eigene Entscheidungen zurückgehen, sondern Teil eines Skripts sind, an das ich mich zu halten versuchte.

Das ist der erste Schritt.

Der zweite besteht darin, dieses Drehbuch zu zerreißen. Wenn ich immer noch ein Skript möchte (nennen wir es: einen Plan), kann ich selbst eines schreiben, das besser zu mir und meinem Leben im Jetzt und Hier passt.

Und wenn möglich, sollte man mit Bleistift schreiben, um jederzeit alles ausradieren zu können, wenn einem danach ist.

Und vor allem sollte man das Skript jederzeit zerreißen und durch ein neues ersetzen können, das meinem derzeitigen Leben, meiner Person und meinem Fühlen mehr entspricht.

Brief 42

Meine liebste Freundin,

nein, ich glaube nicht an Ziele. Was ich mit dem Wort »Ziel« verbinde, ist so etwas wie Ankommen … Und was dann? So etwas wie Ende …

Ich spreche lieber von Vorhaben.

Ein Vorhaben, sofern es nicht dazu dient, meinem Leben Struktur zu geben, ich es also jederzeit modifizieren kann, kann mir dabei helfen, das zu erreichen, was ich will – was ich *wirklich* will. Probleme tauchen oft dann auf, wenn ich mein eigentliches Vorhaben aus den Augen verliere, wenn ich nicht mehr weiß, was ich will, und mir das Wozu meines Handelns nicht bewusst mache.

Jede Verhaltensweise hat immer eine dieser drei Intentionen:

1. Sie zielt darauf ab, eine Änderung beim Anderen zu bewirken.
2. Sie zielt darauf ab, einen Wandel in mir selbst zu bewirken.
3. Sie zielt darauf ab, eine Tatsache oder eine Situation zu beschreiben.

Mein Verhalten ist immer alloplastisch (auf die Veränderung der Umwelt ausgerichtet), autoplastisch (auf innere Veränderung ausgerichtet) oder deskriptiv. Eine andere Möglichkeit gibt es nicht. Ich spreche hier nicht von »mehr« oder »weniger« gesunden Verhaltensweisen. Gesund könnte es allenfalls sein, mir bewusst zu machen, welche Intention mein Verhalten hat.

Alloplastisches Verhalten führt unweigerlich zu Manipulation.

Es bedeutet eine Manipulation der anderen!

Wenn ich versuche, dich zu einer Veränderung oder einer bestimmten Antwort zu bewegen, ohne es offen zu sagen, dann manipuliere ich.

Es ist manipulativ, wenn ich zu dir sage: »Mir ist kalt«, wenn ich eigentlich sagen will: »Bring mir einen Pullover.«

Es ist manipulativ, wenn ich glaube, dass du mir ein schlechtes Gefühl gibst, statt mir bewusst zu machen, dass *ich* mich schlecht fühle.

Es ist manipulativ, wenn ich dir sage, dass ich dich liebe, nur damit du ebenfalls beteuerst, dass du mich liebst.

Es ist manipulativ, dich etwas zu fragen, wenn ich deiner Antwort nicht traue.

Es ist manipulativ, immer weiter zu hoffen, dass du dich änderst, statt meinem Missfallen entsprechend zu handeln und Abstand zu nehmen.

Es ist manipulativ, dich der Manipulation zu bezichtigen, statt mir einzugestehen, dass ich mich manipulieren lasse.

Es ist manipulativ, eine Beziehung zu einer anderen Person einzugehen, die nicht ganz und gar aus mir selbst heraus kommt …

Ist Manipulation also etwas Schlechtes?

Die Frage ist nicht, ob es gut oder schlecht ist. Die Frage ist, ob es etwas bringt.

Ich finde, es kommt ganz darauf an, mit wem ich es zu tun habe.

Wenn wir von einer intimen, bereichernden Beziehung sprechen, von einer Beziehung, die mir wichtig ist, weshalb sollte ich dann manipulieren?

Was bringt es mir (außer mich mächtig zu fühlen), wenn du tust, was ich will, weil ich dich dazu »gebracht« habe?

Wenn du bei mir bist und ich nicht möchte, dass du gehst, führe ich ein Riesentheater auf und sage, dass ich mich schlecht fühle. Daraufhin beschließt du zu bleiben. Was bringt es mir, dass du bleibst?

Wenn du mein Partner oder meine Partnerin bist und ich mich wie ein eifersüchtiger Irrer verhalte, um zu verhindern, dass du in Beziehung zu anderen trittst, was bringt mir diese »Loyalität«?

Aber wir haben nicht zu jedem eine intime Beziehung. Wir gehen keine intime Beziehung zu allen Menschen ein, die wir kennen. Mehr noch, wäre es in dieser Welt, in der du und ich leben, überhaupt wünschenswert, wenn ich mich gegenüber jeder Person, die meinen Weg kreuzt, mit derselben absoluten Authentizität verhielte?

Meine Antwort ist: nein!

Vor einigen Jahren saß ich freitagsabends mit Perla in einer Bar in der Calle Corrientes.

Plötzlich stellte ich fest, dass es neun Uhr war, und mir fiel ein, dass ich einem Patienten versprochen hatte, ihn um diese Uhrzeit anzurufen. Ich fragte den Kellner:

»Entschuldigung, haben Sie einen Münzfernsprecher?«

»Nein.«

»Wo finde ich hier in der Nähe ein Telefon?«

»Es gibt eines vier Straßen weiter, aber ich weiß nicht, ob es funktioniert.«

»Haben Sie vielleicht ein Telefon hinterm Tresen?«

»Ja, haben wir, aber das rückt der Chef nicht raus.«

»Danke.«

Ich stand auf und ging zum Tresen, während ich überlegte, wie ich wohl an dieses Telefon kommen könnte. Bingo! Ich holte meinen Arztausweis heraus.

»Guten Abend. Sehen Sie, ich bin Arzt.« Ich zeigte ihm den Ausweis. »Ich habe einen Anruf zu erledigen. Es ist wichtig. Könnte ich wohl Ihr Telefon benutzen?«

(Manipulation!)

»Es funktioniert nicht.«

»Darf ich es trotzdem versuchen?«

Mit genervtem Gesicht reichte der Wirt unter den Tresen und holte einen Apparat hervor, während er mit der anderen Hand (wie mir später klarwurde), einen Schalter drückte, um die Verbindung auf einen anderen Apparat umzuleiten.

Ich nahm den Hörer ab, und natürlich funktionierte es nicht.

Ich sah den Wirt empört an, machte mit einem sarkastischen »sehr liebenswürdig« (das ihn natürlich überhaupt nicht rührte) auf dem Absatz kehrt und ging zu meinem Tisch zurück.

Noch bevor ich den Tisch erreichte, hörte ich ein Telefon klingeln. Ich versuchte herauszufinden, woher das Klingeln kam. Es kam von links. Jetzt verstand ich, was hier gespielt wurde, und ging zum Tresen zurück.

Der Mann war nicht zu sehen. Ich suchte ihn. Er hatte sich unterm Tresen versteckt, um den Anruf entgegenzunehmen!

Ich stützte die Ellenbogen auf den Tresen und wartete …

Ich wollte ihn beschimpfen.

Ich wollte einen Stuhl auf seinem Kopf zertrümmern.

Ich wollte ihm klarmachen, dass er ein Idiot war.

Aber in dem Moment, als der Mann aus seinem Versteck auftauchte und mich erstaunt und erschreckt ansah, erinnerte ich mich daran, dass es meine eigentliche Absicht gewesen war zu telefonieren …

Mein Gesichtsausdruck veränderte sich, und ich sagte mit meiner arglosesten Stimme:

»So ein Glück! Es funktioniert wieder. Jetzt können Sie es mir sicherlich leihen …«

Ihm blieb nichts anderes übrig …

»Ja, ja, Herr Doktor. Hier, bitte …«

Manipulation?

Ja, Manipulation!

Das nenne ich, *das Vorhaben nicht aus den Augen verlieren.*

Brief 43

Liebe Claudia,

wir alle haben eine tragische Geschichte.

Sie besteht aus sämtlichen »schlimmen« Ereignissen, die wir erleben mussten, sorgfältig geordnet, übersteigert und archiviert, um unsere größten Schwächen zu rechtfertigen.

Für Eric Berne ist die tragische Geschichte unseres Lebens ein gewaltiges Hinkebein.

Das »Hinkebein-Spiel« lässt sich gut durch einen Mann mit entmutigtem Gesicht und Jammermiene versinnbildlichen, der ein T-Shirt mit dem Aufdruck »Was kann man von mir mit meinem Hinkebein schon erwarten?« trägt.

Wer hat nicht schon mal dieses Spiel gespielt?

Wer hat nicht mindestens ein »Hinkebein« als funktionale Ausrede parat, um etwas zu begründen, was letztendlich nur in unserer eigenen Verantwortlichkeit liegt?

Als Therapeut gehe ich häufig so vor, dass ich das Hinkebein amputiere.

»Was kann man schon von mir erwarten …

… wenn ich als kleines Kind meine Mutter verloren habe?

… wenn ich meine Großeltern nie kennengelernt habe?

… wenn ich einen Alkoholiker als Vater habe?

… wenn ich so viel Pech hatte?

… wenn ich in so ärmliche Verhältnisse hineingeboren wurde?

… wenn meine Eltern Analphabeten waren?

… wenn ich so schwach bin?

… wenn ich mit nichts zufrieden bin?

… wenn ich ein Neurotiker bin?

… wenn ich eine so tragische Geschichte habe?«

Was solche »tragischen Geschichten« angeht, habe ich viel von Alma gelernt.

Alma (scharfsinnig, klug, fleißig, beständig, mütterlich, zugewandt, sensibel, kreativ) ist die beste Cotherapeutin, mit der ich jemals zusammengearbeitet habe. Seit wir uns kennengelernt (und füreinander entschieden) haben, leiten wir zwei- oder dreimal im Jahr einen gemeinsamen Wochenend-Workshop.

Bei einem dieser Workshops habe ich zum ersten Mal gesehen, wie Alma diesen speziellen Aspekt bei einem Patienten beleuchtete.

Seitdem habe ich Hunderte tragische Geschichten gehört und an ihnen gearbeitet. Die erste war natürlich meine eigene. Meine »tragische Geschichte«.

Willst du sie hören?

Ich bin der jüngere von zwei Söhnen einer Mittelklassefamilie. Als ich geboren wurde, ging meine Familie durch eine schwere finanzielle Krise, die meine ganze Kindheit hindurch andauerte. Ich hatte immer das Gefühl, dass meine Eltern lieber ein Mädchen bekommen hätten statt einen Sohn. Mein vier Jahre älterer Bruder war ein ziemliches Sorgenkind, was die Ernährung anging, deshalb bekam ich den ganzen Tag ständig zu essen. Als Baby war ich ein echter »Wonneproppen«, und natürlich war ich auch in der Grundschule, auf der weiterführenden Schule usw. »der Dicke«. Mit vier oder fünf Jahren bekam ich Asthma. Oft hinderte mich die Atemnot daran, Sport zu treiben oder einfach nur draußen mit meinen Freunden zu spielen. Seit ich denken kann, arbeitete mein Vater sieben Tage die Woche von früh bis spät. Und zwar von Januar bis Dezember. Ich kann mich nicht an gemeinsame Ausflüge nur mit meinem Vater erinnern. Es gab keine Fußballspiele, keine Radtouren, keine langen Spaziergänge. Ich erinnere mich an einen einzigen Zirkusbesuch und zwei oder drei Karussellfahrten, das war's. Entweder war keine Zeit, oder es war kein Geld da. Meine Mutter hat uns immer überbehütet.

Zu Hause wollte sie stets über alles auf dem Laufenden sein. Wie könnte man Geheimnisse vor seiner Mutter haben? Wenn sie uns nicht gerade kontrollierte, kochte sie, ging zum Markt, um die Sachen einen Peso billiger zu bekommen, oder stärkte die Spitzengardinchen, die unsere Küchenschränke verzierten. Meine Eltern hatten nie die Zeit, um sich mit uns hinzusetzen und über Sex, die Fallstricke des Lebens oder die unergründlichen Wege des Tods zu sprechen. Die Neigung meiner Mutter zur Übervorsorge und die schwache Gesundheit meines Bruders führten dazu, dass ich schon als kleiner Junge das Gefühl hatte, dass man mir meinen Platz als Nesthäkchen nahm. Ich fühlte mich immer verpflichtet, der Starke zu sein, der alles hinbekam und alles aushielt, der Rebellische und auch der Verrückte. Die Erziehungsmethoden bei uns zu Hause variierten zwischen dem Geschrei und den deutlichen Worten meines Vaters und den manipulativen Schuldzuweisungen meiner Mutter. Mit vierzehn begann ich zu arbeiten, um mein eigenes Geld zu verdienen. Während des Studiums war ich Laufbursche, Aushilfe in einem Seidenwarengeschäft und Taxifahrer. Ich habe Socken auf der Straße verkauft. Ich bin von Haus zu Haus gegangen, um Mitgliedschaften für ein Genesungsheim zu verkaufen. Ich war Clown, Zauberer, Verkäufer in einem Lebensmittelmarkt und Versicherungsvertreter. Ich habe Studienunterlagen verkauft, Handtaschen, Herrenoberbekleidung und Produkte der chemischen Industrie. Ich war Arzt im notärztlichen Bereitschaftsdienst und in einer psychiatrischen Klinik. Ich habe Hausbesuche gemacht, und wenn das Geld gar nicht reichte, habe ich meinen Beruf ruhen lassen, um mich eine Zeitlang dem Vertrieb von Sportartikeln zu widmen. Als ich fünfzehn war …

Und so könnte ich immer weitermachen …

Was kann man mit einer solchen Geschichte von mir erwarten?

Aber auch wenn diese Eckdaten mehr oder weniger meiner Erinnerung entsprechen, ist aus mir nicht der geworden, der ich aufgrund meiner Geschichte traurigerweise sein müsste. Obwohl mir das alles und noch mehr widerfahren ist, bin ich der geworden, der ich bin, und habe, was ich habe. Und dass es so gekommen ist, hat nichts damit zu tun, dass es auch andere, nicht tragische Dinge gab. Es ist vielmehr die unmittelbare Konsequenz aus den Erfahrungen, von denen ich gerade erzählte. In gewisser Weise hat diese tragische Geschichte mich zu dem Menschen gemacht, der ich heute bin.

Diese tragische Geschichte, die ich schon so oft erzählt habe, die ich mir hin und wieder selbst erzähle und die ich für wahr halte, wenn es mir in den Kram passt … Diese »tragische Geschichte« ist weder die ganze Geschichte, noch ist sie so tragisch, wie es scheinen mag (für das tragische Element meiner Geschichte bin letztendlich ich selbst verantwortlich).

Was ist die andere Seite der Geschichte?

Die andere Seite der Geschichte ist das, was ich gerne »meine Privilegien« nenne.

Du wirst dich fragen, warum ich mich für privilegiert halte.

Heute habe ich zum ersten Mal Lust, auf eines deiner »Warums« zu antworten.

Ich bin privilegiert, weil ich der Sohn wunderbarer Menschen bin.

Ich bin privilegiert, weil ich die Frucht einer Liebe bin, wie ich sie noch nie zuvor gesehen habe und wahrscheinlich auch nie mehr sehen werde.

Ich bin privilegiert, weil meine Eltern jeden Mangel durch ein Übermaß an Liebe ausgeglichen haben.

Ich bin privilegiert, weil sowohl mein Vater als auch meine Mutter mir das Beste mitgegeben haben, was sie hatten.

Ich bin privilegiert, weil ich ohne eigenes Zutun die Intelligenz, die Sensibilität und das notwendige Einfühlungsvermögen mitbekommen habe, um das zu tun, was ich tue, und Freude daran zu haben.

Ich bin privilegiert, weil ich nie hungern oder frieren musste oder ernsthaft krank war.

Ich bin privilegiert, weil ich in einem Haus lebe, von dem ich immer geträumt habe.

Ich bin privilegiert, weil ich vor kurzem meinem älteren Bruder »begegnet« bin und wir beschlossen haben, uns nie wieder zu trennen.

Ich bin privilegiert, weil ich einen Beruf habe, den ich liebe, und man mich für das bezahlt, was ich gerne tue.

Ich bin privilegiert, weil mir mit meinen sechsunddreißig Jahren so viel Zuneigung entgegengebracht wird und ich meine Beziehungen zu anderen intensiv lebe.

Ich bin privilegiert, weil ich fast alles im Leben erreicht habe, ohne mich dafür anstrengen zu müssen.

Ich bin privilegiert, weil ich immer noch in der Lage bin, mich zu verlieben.

Ich bin privilegiert, weil ich liebe und geliebt werde.

Ich bin privilegiert, weil ich nie mache, was ich nicht will, auch wenn ich nicht immer das mache, was ich will.

Und vor allem bin ich privilegiert, weil ich der Vater meiner beiden Kinder bin.

Ich bin ich.

Ein privilegierter Mensch!

Brief 44

Liebe Claudia,

ich weiß nicht.

Wie soll man eine so persönliche Erfahrung wie einen Workshop beschreiben?

Auf jeden Fall ist es eine ganz besondere, sehr intensive Erfahrung, so viel kann ich sagen. Etwas nüchterner ausgedrückt, ist es eine Erfahrung in der Gruppe: Zehn bis dreißig Personen, die bereit sind, ein Wochenende lang mit zwei oder mehr Therapeuten (in der Regel drei bis vier) an sich selbst und ihrer Beziehung zu anderen zu arbeiten.

Was wird dort gemacht? Und wie?

Jeder Workshop ist eine einzigartige Situation, deshalb kann ich dir eigentlich nur raten, selbst an einem teilzunehmen.

In einem gestalttherapeutischen Workshop arbeitet man vom Wort hin zum Ausdruck. Vom Konkreten zum Erträumten. Vom Tatsächlichen zum spielerisch Dargestellten.

Die Intention: eine größere Fähigkeit zur Wahrnehmung (des Fühlens, Erlebens, Empfindens, Vorstellens).

Vor ungefähr einem Jahr machte Patricia, inzwischen Psychologin, diese Erfahrung und beschrieb sie in ihrer Abschlussarbeit.

Vielleicht ist es am besten, wenn ich in ihren Worten wiedergebe, was sie von *ihrem* Workshop erzählt:

> Ich packte meinen Koffer und folgte dabei Jorges Empfehlungen: bequeme Kleidung, ein Kissen und eine Decke. Es kam mir vor, als würde ich eine Reise unternehmen. Der Workshop fand bei meinem Therapeuten Jorge statt, in seinem Haus in Haedo.
>
> Als ich reinkam, waren bereits alle da (zumindest dachte ich das) und saßen auf ihren Kissen und Decken auf dem Fußboden. Die Erinnerung, die ich heute daran habe, besteht aus einer Vielzahl von Farben, Formen, Gesichtern und Augen, einer sehr warmen Atmosphäre, die mich umhüllte und im Widerstreit mit meinen Ängsten stand. Als ich mich setzte, hörte der Kampf in mir auf und ich empfand Frieden. Ich fühlte mich von einem beinahe mystischen Geist erfüllt. Dann wurde die Musik lauter, und wir erhielten die erste Anweisung: ›Seht euch an und lasst zu, dass ihr angesehen werdet.‹
>
> Es war so einfach …
>
> Aber je länger wir unsere Blicke umherwandern lie-

ßen, desto schwieriger wurde es. Manchmal begegneten sich unsere Blicke. Dann wieder hatte ich das Gefühl, dass der andere meinem Blick auswich. Ob ich den anderen wohl auch auswich?

Die zweite Anweisung lautete, uns vorzustellen: ›Lasst alle Angaben weg, die in eine Personalakte gehören. Es interessiert uns nicht, womit ihr euren Lebensunterhalt verdient, wie alt ihr seid, ob ihr verheiratet seid oder wie viel Geld ihr auf dem Konto habt. Wir wollen wissen, wer ihr seid.‹

Für die Präsentation musste sich die jeweilige Person in die Mitte des Kreises stellen. Es gab keine festgelegte Reihenfolge. Jeder war dann an der Reihe, wenn er sich dazu bereit fühlte.

Ich bemerkte, dass ich mich nicht traute. Auftrittsangst, wie Fritz Perls sagte. Ich dachte, ich könnte es nicht. Meine ganze Schüchternheit, die ich manchmal zu überspielen versuche, kam in mir hoch. Plötzlich stand ich zu meiner eigenen Überraschung auf und trat in die Mitte des Raums. Meine eigenen Worte beruhigten mich: ›Ich bin ein bisschen wie jeder und jede von euch.‹

Und es stimmte. Mir wurde etwas klar, was ich bereits vorher wusste: Allen anderen geht es genauso wie mir.

Ich lernte, dass uns allen gemeinsam war, dass wir Menschen sind (im wahrsten Sinne des Worts).

Heute frage ich mich, ob es unsere Gemeinsamkeiten oder die Unterschiede waren, durch die wir als

Gruppe funktionierten. Ich denke, es war die Summe von beidem.

Die Therapeuten baten uns, uns auf den Boden zu legen. Unter ihrer Anleitung entspannten wir uns und machten eine Übung, um unsere Empfindungen zu erforschen. Zuerst spürten wir nach, wie die Luft in unsere Lunge einströmte und wieder ausströmte. Wenn man bedenkt, dass man über zwanzigtausendmal am Tag atmet und ich mir in diesem Moment zum ersten Mal bewusst machte, wie die Luft durch meine Lunge strömte! So entdeckte ich mein Gehör, meinen Geruchssinn, meinen Geschmacksinn und zuletzt meinen Tastsinn ganz neu. Ich wanderte durch meinen Körper, erkundete seine Wölbungen und Einbuchtungen, seine Temperatur, seine Beschaffenheit …

Ich war sehr überrascht und gleichzeitig sehr verwirrt. Damit war die erste Sitzung zu Ende. Wir wurden aufgefordert, nach Hause zu gehen und uns auszuruhen. Die Anweisung lautete, bis zum nächsten Tag so wenig wie möglich zu sprechen. Die Intention dieser Aufgabe war es, glaube ich, in Kontakt zu sich selbst zu kommen und, in Perls Worten, der eigenen Innenwelt gewahr zu werden. Und so war es. Ich glaube, noch nie zuvor bin ich mir meiner körperlichen und sensorischen Empfindungen so bewusst gewesen.

Die Begrüßung am nächsten Morgen war sehr warm und aufrichtig. Wir begannen die Sitzung mit einer

Partnerübung. Der eine sollte eine »verschlossene« Körperhaltung einnehmen, und der andere sollte ihm helfen, sich zu öffnen.

Ich denke gerne daran zurück, wie schön dieser Kontakt zwischen uns war. Die sanften Berührungen, die Wärme, der Geruch meines Übungspartners erfüllten mich mit Freude. Und das Gefühl, ihm dabei helfen zu können, sich zu öffnen, machte mich glücklich. Vor dem Mittagessen machten wir eine Übung, die darin bestand, uns verbal anzugreifen, während wir uns direkt gegenüberstanden. Die Anweisung dazu lautete, uns mit unserem eigenen Aggressionspotenzial zu verbinden. Wir sollten feindselig sein, uns wütend ansehen und versuchen, uns alles bewusst zu machen, was uns am anderen nicht gefiel.

Je länger die Übung dauerte, desto hitziger wurde die Atmosphäre. Die meisten Teilnehmer hatten inzwischen immer weniger Scheu, sich zu Wort zu melden. Die Therapeuten hatten Blätter mit den Namen der Gruppenmitglieder verteilt, auf denen die als Aggression verwendeten Wörter aufgeschrieben wurden.

Später beim Mittagessen sollte jede teilnehmende Person die Rolle einnehmen, die er durch seine verbalen Aggressionen den anderen Teilnehmern zugewiesen hatte und die er als nicht zu ihm gehörig anerkannte.

Es war nicht sehr überraschend, dass dabei jeder

von uns in Kontakt mit jenen Anteilen seiner selbst kam, die er oder sie aufgrund der falschen Suche nach Anerkennung negierte. Wir nahmen sie als eigene an und übernahmen die Verantwortung für sie.

Danach machten wir eine geführte Traumreise, die mich in ein imaginäres Museum meines Lebens führte. Dort begegnete ich wichtigen Situationen meiner persönlichen Geschichte und natürlich auch nicht abgeschlossenen Situationen, die in der Gestalttherapie hinter unserem unangemessenen Verhalten stehen. Den Rest der Sitzung arbeiteten wir an diesen erträumten Situationen. Es war wunderbar, am Erkenntnisprozess der Übrigen teilzuhaben. Ich spürte, dass jeder von uns, genau wie ich, Anteil an allem hatte, was geschah.

Wir waren bei der Mobilisierung, der Arbeit, der Erkenntnis und vor allem der Veränderung dabei, die auf fast magische Weise stattfand, wenn derjenige, der arbeitete, seine offene Gestalt schloss und zu einem neuen Gleichgewicht fand.

Am Ende der Samstagssitzung gab es eine weitere Anweisung: Wir sollten uns mit geschlossenen Augen im Raum bewegen und den anderen begegnen, ohne zu wissen, um wen es sich handelte. Der Raum war abgedunkelt. Wir sollten die anderen mit den Händen erkennen, erkunden, berühren und streicheln. Danach setzten wir uns auf unsere Decken auf den Fußboden, tasteten nach Füßen und

Körpern und sollten uns Zeit nehmen, einander zu begegnen, solange wir dies wollten. Dabei sollten wir möglichst vielen anderen begegnen. Ich fand diese Kontakte wundervoll, ich fühlte mich lebendig und angenommen. Es war ein Labyrinth aus Händen und Füßen, die einander suchten. Es entstand ein vergnügtes, fröhliches, leichtes Miteinander. Meine Freude daran, Zärtlichkeit und Anerkennung zu geben und zu empfangen, verband sich mit jener der anderen.

Damit war der Samstag zu Ende. Ich war erschöpft, aber glücklich und fühlte mich geliebt. Gleichzeitig liebte ich alle, die dort mit mir zusammen waren.

Am Sonntag wachte ich mit einem sehr eigenartigen Gefühl auf. Ich wusste, dass der Workshop heute zu Ende ging, und sah dem Tag mit gemischten Empfindungen entgegen. Da war die Freude darüber, die anderen wiederzusehen, und da war das Unbehagen, mich von ihnen zu trennen.

Gegen acht Uhr abends begann der letzte Teil des Workshops. Wir stellten uns im Kreis auf, hielten einander an den Schultern und machten kleine, freie Bewegungen. Vor unserem Abschied sprach Jorge ein paar Worte. Er wiederholte den ersten Satz des Workshops und sagte, dass wir uns für immer voneinander verabschieden sollten, so als ob wir uns niemals wiedersehen würden. Wenn wir uns doch irgendwann begegnen würden, wäre das wunderbar.

Wir verabschiedeten uns … Und ich ging.

Als ich nach Hause kam und mich ins Bett legte, konnte ich noch die Umarmungen, die Blicke und Stimmen der anderen Workshopteilnehmer spüren. Der nächste Tag war sehr hart. Ich hatte das Gefühl, dass diese Menschen, mit denen ich so viel geteilt hatte, anders waren als die Menschen, die ich auf der Straße, bei der Arbeit, in der realen Welt treffen konnte. Ich hatte das Gefühl, dass es sehr schwierig sein würde, mit anderen Menschen auf eine so einfache, pure, aufrichtige Weise in Verbindung zu kommen, meinen Empfindungen und Gefühlen freien Lauf zu lassen.

Aber ich hatte auch das Gefühl, dass ich nicht länger bereit war, die Unverbindlichkeit zu akzeptieren, die unsere alltäglichen Beziehungen uns bieten.

Mit der Zeit wurde mir bewusst, dass diese Personen auch reale Menschen aus der realen Welt waren. Der einzige Unterschied war die Situation gewesen und die Freiheit, die wir einander gegeben hatten. Mir wurde klar, dass diese intime Form der Begegnung (in dem Sinn, in dem Eric Berne den Begriff der Intimität verwendet) die Form ist, für die ich mich entscheide, um mit den anderen in Verbindung zu treten, und dass ich für meine Entscheidung verantwortlich bin …

Verstehst du es? Ein Workshop ist ein Weg, eine Zeitlang an einem anderen Ort zu sein, um sich selbst und die eigene Wirklichkeit von einer anderen Warte aus zu betrachten. Ein Workshop gibt mir die Möglichkeit, mich in unendlich vielen Spiegeln gespiegelt zu sehen.

Oder wie Aníbal Sabatini sagte: Vollkommene Zufriedenheit (oder Glück oder das, was wir am meisten ersehnen) befindet sich in einem Raum genau vor uns. Wir brauchen nur die Tür zu öffnen. Also fassen wir die Klinke (denn wir wissen, dass die Tür nicht abgeschlossen ist) und versuchen, die Tür aufzudrücken. Zuerst öffnet sie sich nicht. Sie wird klemmen, sagen wir uns, und lehnen uns fester dagegen. Es tut sich nichts. Wir drücken noch fester, aber nichts. Wir rufen unsere Freunde, unsere Familie und Therapeuten zu Hilfe. Sie lehnen sich ebenfalls gegen die Tür, aber sie lässt sich einfach nicht öffnen. Wir versuchen es immer wieder, unser ganzes Leben lang. Und während wir uns dagegen lehnen, immer weiter dagegen lehnen, wird es uns niemals klar.

Wir merken es einfach nicht!

Es geht nicht darum, die Tür aufzustoßen, sondern sie vorsichtig heranzuziehen.

Ein Workshop ist ein Weg, neue Möglichkeiten aufzuzeigen, um nicht länger gegen die Tür anzurennen.

Erkennst du jetzt, was ein Workshop ist?

Vermutlich nicht!

Brief 45

Mein gestriger Traum:

Ich bin an einem sonderbaren Ort (einer Sauna). Zu meiner Linken befinden sich mehrere Spinde. Bei mir sind mein Vater, meine Mutter und eine dritte Person, von der ich nicht weiß, wer sie ist (ich erinnere mich nicht). Die Situation ist nicht eindeutig, aber offensichtlich suchen wir den Spind meiner Eltern. Mein Vater kennt den Ort und weiß die Nummer des Schließfachs. Er geht voraus, meine Mutter und ich folgen. Mein Vater betrachtet im Vorübergehen die Nummern, und ich frage ihn:

»Ist es hier? Welche Nummer ist es? Wo ist es?«

Mein Vater geht durch eine Tür, und ich verliere ihn für einen Moment aus den Augen. Ich folge ihm. Als ich in den Raum komme, zieht sich mein Vater in einer Sammelumkleide um. Ich verstehe nichts: Meine Mutter und ich haben auf der anderen Seite darauf gewartet, dass er den Spind findet. Vorwurfsvoll sage ich zu ihm:

»Was machst du hier? Ist dir nicht klar, dass wir

auf dich warten? Warum hast du dich hier umgezogen? Welche Nummer hat unser Schließfach?«

Ich sehe ihn an. Mein Vater sieht mit verlorenem Blick nach oben.

»Verstehst du nicht, was ich sage?« Und in diesem Moment wird mir klar, dass er mich nicht versteht.

Ich bekomme schreckliche Angst, falle auf die Knie und schreie:

»Er versteht nicht. Er versteht nichts mehr!«

Ich weine verzweifelt, und dann wache ich auf.

Neben mir liegt meine Frau und versucht, mich zu wecken. Ich schreie sie an, sie solle mich nicht unterbrechen. Ich will diese Emotion nicht verlassen, bis sie völlig ausgekostet ist. Ich will nicht unterbrochen werden.

Meine Frau versucht, mich zu trösten. Ich weise sie zurück, beschimpfe sie, weine. Meine Frau versteht mich nicht, es ist wie im Traum: Keiner versteht mich. Ich werde furchtbar traurig.

Ich weine untröstlich. Ich weine.

Als die Tränen versiegen, tauchen zwei Dinge auf. Zum einen mein Vater.

... Papa, du bist alt. Wie alt bist du jetzt? Dreiundsiebzig? Wie gerne wäre ich dir früher begegnet! Vor zwanzig oder dreißig Jahren! Ich liebe dich, Papa. Ich liebe deine besessene Hingabe an die Arbeit. Ich liebe deine Art, dir das Leben schwerzumachen, ich liebe deine Unfähigkeit, etwas von anderen anzunehmen, ich liebe deine Intelligenz, die ich immer an dir bewundert habe und von der ich heute weiß, dass du sie niemals hattest ... Ich liebe deine Warmherzigkeit, ich liebe deine Großzügigkeit, ich liebe deine grenzenlose Ehrlichkeit, ich liebe deine Liebe zu den Kindern, ich liebe deine Liebe zu meiner Mutter.

Ich hätte so gerne mehr Zeit mit dir verbracht!

Das Bild meines Vaters verschwimmt. Das andere bleibt: mein eigenes Bild.

Ich werde nicht verstanden. Oder ich mache mich nicht verständlich. Oder ich fühle mich nicht verstanden. Oder ich bin nicht zu verstehen.

Keiner versteht mich. Hilf mir, Fritz.

»Was willst du damit sagen, ›keiner‹? Wer ist ›keiner‹?«

»Meine Eltern, meine Frau, meine Geschwister, meine Freunde.«

»Was heißt das, sie verstehen dich nicht?«

»Das heißt, dass sie mir keinen Rückhalt geben.«

»Und das heißt ...«

»Das heißt, dass ich mich nicht auf sie stützen kann.«

»Du willst dich auf sie stützen?«

»Manchmal schon.«

»Versuchst du es?«

»Ich weiß nicht. Manchmal habe ich den Eindruck, dass ich es gar nicht versuche. Es ist, als würde ich nach Garantien verlangen, dass der andere ›das hinkriegt‹, bevor ich ihm vertraue.«

»Dumme Ansprüche, oder?«

»Ist es zu viel verlangt, den anderen darum zu bitten, dass er mir Rückhalt gibt?«

»Nein. Es ist zu viel verlangt, eine Garantie dafür haben zu wollen, dass er es tun wird.«

»Das stimmt.«

»Außerdem bittest du ihn darum, dich zu stützen, nicht, dir Rückhalt zu geben.«

»Fritz, ich bin schwach. Wirklich schwach. Ich bin es leid, der Fels in der Brandung zu sein, den alle anderen in mir zu sehen glauben.«

»Ein kleiner, heulender Junge.«

»Na und? Darf mir nicht hin und wieder zum Heulen zumute sein?«

»Woher haben die anderen dann die Vorstellung, dass du ein Fels in der Brandung bist?«

»Von mir …«

»Du hast vorhin einen Satz gesagt: ›Ich bin schwach. Wirklich schwach. Ich bin es leid, usw.‹ Versuche diesen Satz nun einmal umzukehren, indem du ›schwach‹ durch ›stark‹ ersetzt. Dann hör dir den neuen Satz an, um zu sehen, wie er ist.«

»Ich bin stark. Wirklich stark. Ich bin diese Schwäche leid, die alle anderen in mir zu sehen glauben.«

»Na, wie klingt das? Wie oft in deinem Leben

hast du ›den anderen‹ diesen Satz gesagt? Wie oft hast du ihn dir selbst vorgesagt?«

»Sehr oft …«

»Es ist für Menschen schwer zu akzeptieren, wenn ein anderer sich um hundertachtzig Grad dreht. Vielleicht können ›die anderen‹ dir Rückhalt geben, wenn du ihnen Zeit lässt und aufhörst, dich als stark zu verkaufen, und Schwäche zulässt, ohne dass Erwartungen daran geknüpft sind.«

»Wie dumm. Ich denke immer, dass das nicht der Jorge ist, der ihnen gefällt. Das ist nicht der Jorge, den sie brauchen.«

»Aha! Du willst also nicht verstanden und geliebt, ja, nicht einmal akzeptiert werden. Du willst gebraucht werden.«

»Das tut weh. Sehr weh.«

»Das scheint der Weg zu sein.«

»Ja, das ist der Weg. Das ist der Weg, auf dem ich immer steckenbleibe. Mein Bedürfnis nach Wertschätzung.«

»Halte dich nicht zurück. Lass dieses Gefühl zu.«

»Ich möchte wertgeschätzt werden.«

»Sprich ein Gegenüber an. Dieses Gegenüber ist ›alle anderen‹.«

»Ich möchte, dass du mich wertschätzt, dass du mich anerkennst, dass du mich brauchst.«

»Zu wem sprichst du? An wen ist das gerichtet?«

»Ich weiß nicht … An alle.«

»Auch an deine Patienten?«

»Nein, an sie nicht. Bei ihnen ist es anders. Bei ihnen geht es mir darum, dass sie mich *nicht* brauchen, dass sie nicht von mir abhängig sind. Nein, für sie gilt das nicht.«

»Also, wem sagst du, dass du von ihm wertgeschätzt werden möchtest?«

»Wieder meinem Vater, nehme ich an.«

»Sag es deinem Vater.«

»Papa, ich möchte, dass du mich brauchst, dass du mich wertschätzt und anerkennst. Vor allem aber möchte ich, dass du es mir sagst. Ich weiß, dass du anderen gegenüber deine Anerkennung äußerst. Aber mir, Papa, mir hast du nie gesagt, dass du stolz auf mich bist. Papa, du hast nie etwas von mir angenommen, es sei denn, es war umsonst oder wenig wert. Papa, du konntest nie etwas annehmen. Du erträgst die Vorstellung nicht, andere zu brauchen.«

»Versetze dich nun in deinen Vater.«

»*(Ich, als mein Vater)* Stimmt, und weißt du, was, mein Junge? Jetzt wird mir klar, dass wir auch in dieser Hinsicht gleich sind. Dir geht es nämlich genauso, stimmt's?«

»Und, stimmt es?«

»Ja, es stimmt.«

»Sag deinem Vater, wie du dich jetzt fühlst.«

»Papa, es tut mir leid, dass es für dich zu spät ist. Ich bedaure, dass es zu spät ist, um darauf zu warten, dass du mir beibringst, Dinge anzunehmen. Aber für mich ist es nicht zu spät, Papa. Ich möchte lernen, Dinge anzunehmen. Ich möchte lernen, mich unterstützen zu lassen. Ich möchte lernen, gleichberechtigte Gesprächspartner zu haben. Keine Kinder, Papa: Gleichberechtigte. Und was dich betrifft, Papa, werde ich nicht länger darauf warten, dass du etwas annehmen kannst.«

Ich las einmal etwas über die Liebe, das man ohne weiteres auch auf das Geben übertragen kann.

ZUERST GEBE ICH, WEIL MAN MIR GIBT,
SPÄTER GEBE ICH, DAMIT MIR
GEGEBEN WIRD,
DANN GEBE ICH, DAMIT DER ANDERE
BEKOMMT, WAS ICH ZU GEBEN HABE,
UND AM SCHLUSS GEBE ICH NUR NOCH UM
DER FREUDE AM GEBEN WILLEN.

Heute bin ich gewachsen, Papa. Ich möchte dir geben und mich nur daran freuen, dir zu geben. Ich möchte dich nicht belehren, und es gibt *nichts*, was du mir beibringen könntest.

Oder wie Barry Stevens sagen würde: Vielleicht bin ich ab heute dein Exsohn …

»Was empfindest du?«

»Erleichterung, Freude, innere Ruhe und irgendwo auch ein bisschen Trauer.«

»Möchtest du deinem Vater noch etwas sagen?«

»Ja. Dass ich ihn mehr liebe als zuvor.«

»Dann verabschiede dich jetzt …«

»Leb wohl, Papa …«

»Möchtest du noch etwas?«

»Nein. Danke, Fritz.«

Brief 46

Liebe Claudia,
was ist das treffende Wort?

Zufrieden?
Erfüllt?
Ruhig?
Verwirklicht?
Schön?
Heiter?
Gelb?
Rot?
Gelassen?
Bereichert?
Im Einklang?
Zusammen?
Reif?
Erwachsen?
Fröhlich?
Musikalisch?
Gut?
Untrennbar?

Stark?
Geliebt?
Einzigartig?

Das alles bin ich!

Und doch bin ich auch: Unzufrieden … Leer … Unerfüllt … Reizbar … Unrealisierbar … Schrecklich … Unruhig … Grau … Schwarz … Rastlos … Gehemmt … Ungefunden … Unvereint … Unreif … Kindisch … Traurig … Schweigsam … Böse … Hilflos … Schwach … Gehasst …

Eines noch …

Trotz alledem
oder vielleicht wegen alledem
bin ich heute glücklich.

Brief 47

Liebe Claudia,

ich verbinde mich nun mit etwas, worüber ich oft in der Praxis spreche: den Unterschied zwischen Verstehen, Begreifen und Akzeptieren. Da ist sie wieder, meine nervige Begeisterung für die Bedeutung der Wörter. (Was würde Lacan zu alldem sagen?)

Verstehen klingt für mich nach einem mentalen, intellektuellen Vorgang.

Dich zu verstehen bedeutet, dir rückzuversichern, dass mein innerer Computer in der Lage ist, deine Botschaft zu dekodieren. Dass dein Handeln in Anbetracht der Tatsachen und Umstände rational betrachtet logisch ist. Letztendlich ist dein Verhalten (dein Handeln oder deine Aussage) voll und ganz gerechtfertigt.

Begreifen geht darüber hinaus. Mein innerer Computer bleibt außen vor. Hier geht es um meine Fähigkeit zum Mit-Fühlen. Ich identifiziere mich, ich bin in der Lage nachzuempfinden, was du sagst, fühlst oder tust.

Und Akzeptieren? *Akzeptieren* bedeutet, mir bewusst zu machen, dass du bist, wer du bist. Es kann sein, dass ich nicht imstande bin, dich zu verstehen, und vielleicht begreife ich dich auch nicht. Wenn ich dich dennoch akzeptiere, mag es zwar sein, dass ich nicht mit dir einer Meinung bin, aber ich werde nicht von dir verlangen, dass du dich änderst.

Damit verändert sich die Dimension des Wortes *Ablehnung*.

Auch meine Ablehnung kann eine Form des Akzeptierens sein, in dem Sinne, dass ich nicht von dir verlange, dass du dich änderst oder dich anders verhältst, um dich zu halten.

Dich zu akzeptieren, kann bedeuten: »Mir gefällt dein Verhalten nicht, mich stört, wie du bist oder denkst, ich möchte nichts mit der Person teilen, die du bist, geh oder noch besser: Ich gehe. Aber ich bitte dich nicht, dich zu ändern – zumindest nicht für mich –, nur damit du bei mir bleibst. Bleib die Person, die du bist, und wenn du möchtest, suche dir jemanden, der dich so liebt, wie du bist. Weil ich dich akzeptiere, weise ich dich zurück.«

Anders gesagt, bedeutet mein Nicht-Akzeptieren: »Ich liebe dich so sehr! Wir dürfen uns nicht trennen, aber du musst dieses oder jenes ändern.

Du darfst nicht länger so sein, wie du bist. Wenn du mit mir zusammen sein willst, streng dich an und verändere dieses und jenes und das auch. Dann werden wir zusammen glücklich sein ...«

Mir fällt noch eine weitere Form der Nicht-Akzeptanz ein, die vorgibt, Akzeptanz zu sein. Sie ist gemeinhin bekannt als Idealisierung.

Aber in Wirklichkeit idealisiere ich dich deshalb, weil ich dich nicht akzeptiere. Würde ich dich akzeptieren, bräuchte ich dich nicht zu idealisieren.

Ich möchte nicht, dass du dich änderst. Nicht für mich. Ich möchte dich akzeptieren, wie du bist, selbst wenn das der Weg ist, der uns trennt.

Mir ist lieber, wenn du dich von mir entfernst, weil ich so bin, wie ich bin, statt dass du bei mir bleibst, um mich zu ändern.

Wenn ich die Wahl habe, entscheide ich mich dafür, dass du mich akzeptierst, um zu bleiben, und dass ich dich akzeptiere, um dir nahe zu sein, so nahe wie jetzt ...

Jetzt, in diesem Moment, während ich dies schreibe, dir diese Dinge erzähle und meine Gedanken mit dir teile, bist du hier bei mir, so wie ich bei dir sein werde – das weiß ich –, wenn du diesen Brief liest.

Brief 48

Liebe Claudia,

heute ist Sara gestorben.

Sara war zweiundfünfzig.

Sara hatte Krebs.

Ich lernte Sara vor einem Jahr kennen. Sie kam mit einem depressiven Krankheitsbild in meine Praxis. Sie erzählte mir, dass sie vor einigen Jahren eine Brustkrebsoperation hatte. Der Tumor sei gutartig gewesen, aber sie müsse weiterhin eine prophylaktische Therapie durchführen.

Sara hatte eine ganz besondere Wärme. Wir sprachen viel über ihr Leben und die Beziehung zu ihren Kindern. Am Ende des Gesprächs sagte Sara zu mir, dass sie ein hoffnungsloser Fall sei und ich an ihr scheitern würde. Ich antwortete, dass mir nicht klar sei, was sie mir damit sagen wolle. Sie erzählte, dass sie vorher schon bei anderen Therapeuten gewesen sei und ihr das nichts gebracht habe. Sie kam zu dem Schluss, dass es an ihr lag. Ich antwortete ihr, dass es nicht möglich sei, dass ich an ihr scheiterte. Scheitern setzt eine Erwartungshaltung voraus, und die hatte ich nicht. Ich würde ihr geben, was ich hatte, und sie könne damit machen, was sie wollte. Weiterkommen, sich quälen, sich die Zeit vertreiben oder sich umbringen. Das sei ihre Entscheidung, nicht meine.

Sara war sehr überrascht, und wir entschieden, uns weiterhin zu sehen.

Im darauffolgenden Monat unternahmen wir einen Ausflug durch ihr gesamtes Leben. Sara hatte eine sehr gesunde Persönlichkeitsstruktur.

Ich wunderte mich, dass sie körperlich so stark abgebaut hatte. Sie zeigte mir ihre Krankenakte; die Werte waren normal. Tage später hatte ich auf mein Bitten hin eine Unterhaltung mit ihrem ältesten Sohn.

Man hatte Sara nicht die Wahrheit gesagt. Ihr Tumor war bösartig. Sie hatte Knochenmetastasen im Becken und in der Wirbelsäule und wahrscheinlich auch Metastasen im Gehirn. Ihre Heilungschancen waren gleich null.

Ich sagte ihrem Sohn, dass Sara in meinen Augen das Recht habe, das zu erfahren. Es sei ihr Leben und es sei nicht fair, es ihr zu verschweigen. Er antwortete, die Familie habe so entschieden und sei nicht bereit, etwas daran zu ändern. Er bat mich zu versprechen, ihr nicht die Wahrheit zu sagen.

Ich entgegnete, Lügen seien nicht meine Art zu arbeiten. Ich sei nicht bereit, Sara eine Krankheit zu verschweigen, von der sie sowieso wusste, davon war ich überzeugt. Ich fügte hinzu, dass ein Patient zwar die Augen verschließen kann, aber tief im Inneren um seine Krankheit weiß.

Danach kam Sara nicht mehr, wahrscheinlich auf Betreiben ihrer Kinder und ihres Manns.

Manchmal rief sie mich an, und wir plauderten ein paar Minuten.

Die Monate vergingen.

Vor drei Wochen rief sie mich aus dem Krankenhaus an. Sie sei für »einige Untersuchungen« dort, wie schon so oft. Sie bat mich, sie zu besuchen. Und das tat ich. Sara hatte stark abgebaut, sie war blass, dünn und zittrig. Ich trat an ihr Bett und nahm ihre Hände. Sie drückte sie ganz fest, dann sah sie mich an und sagte:

»Sie hatten recht, Doktor. Man kann nicht scheitern, wenn man keine Erwartungen hat. Das gilt für Ihre Arbeit und auch für das Leben.« Sie lächelte und sagte dann: »Seien Sie mir nicht böse, Doktor. Ich wollte Sie sehen, um Ihnen das zu sagen, aber jetzt bin ich müde und möchte schlafen.«

Ich beugte mich über sie, gab ihr einen Kuss und ging.

Heute ist Sara gestorben.

Heute bin ich traurig über deinen Tod, Sara.

Heute freue ich mich, dass ich dich kennengelernt habe.

Heute danke ich dir für deinen Anruf vor drei Wochen.

Heute, Sara, verabschiede ich mich für immer von dir.

Brief 49

Liebe Claudette,

der Tod bringt uns in Verbindung mit unserer Ohnmacht. Vielleicht rührt daher die tiefe Angst vor dem Tod, die wir (fast) alle in uns tragen. Die Angst vor der Ohnmacht.

Wir leben in einer Welt der Erfolgreichen. Der Triumphator, der Gewinner, der Sieger, der Starke, der Mächtige: Das sind unsere Vorbilder. Sie sind die bewundernswerten Helden, die wir unseren Kindern im Kino, im Fernsehen, in Büchern und Zeitschriften präsentieren. Das ist das Bild von uns selbst, das wir unseren Kindern bieten möchten: »Papa kann«, »Papa weiß«, »Papa ist toll«, »Papa irrt sich nie«. Kurzum: »Papa ist Superman«.

Mit diesen Botschaften sind wir aufgewachsen.

Und so haben wir nie zu akzeptieren gelernt, was wir *nicht* können.

Und so leben wir, indem wir das Gefühl der Ohnmacht meiden, ausblenden und negieren.

Ich begegne jemandem, dessen Verhalten mir nicht gefällt. Ich spreche ihn darauf an, aber er ändert nichts daran. Ich fühle mich ohnmächtig, und weil ich meine Ohnmacht nicht ertrage, schreie ich ihn an.

Aber das genügt nicht, um ihn zu einer Änderung zu bewegen. Ich kann meine Ohnmacht immer noch nicht ertragen, also beleidige ich ihn.

Es nützt nichts. Er macht einfach weiter. Und ich fühle mich noch ohnmächtiger. Also schlage ich ihn, und weil ich mich weiterhin ohnmächtig fühle, bringe ich ihn um. Aber die Ohnmacht bleibt. Also … bringe ich mich selbst um.

Klingt verrückt, oder? Es ist verrückt!

Aber ist das nicht genau der Mechanismus, der manche Eltern dazu bringt, ihre Kinder zu schlagen?

Wenn in den Notaufnahmen der Krankenhäuser Kinder mit Wunden, blauen Flecken und manchmal auch schwereren Verletzungen eingeliefert werden, die ihnen von einem Elternteil beigebracht wurden, wie nennt man das dann? »Erziehungsmaßnahmen«?

Wenn bei einem Streit auf der Straße einer der Beteiligten eine Waffe zieht und den anderen angreift, wie nennt man das dann? »Eine Überreaktion aus Leidenschaft«?

Wenn jemand des Lebens überdrüssig ist und aus

dem Fenster springt, wie nennt man das dann? Einen »Akt des Protests«?

Ich behaupte, nein!

Ich behaupte, dass diese und *alle* Formen von Gewalt in unserer Gesellschaft das Resultat der Unfähigkeit einer Person oder einer Personengruppe sind, ihre Machtlosigkeit zu ertragen. Sie sind der Ausdruck absoluter Realitätsverweigerung, einer Realität, die uns die Erkenntnis abverlangt, dass wir *nicht allmächtig* sind.

Ich lade dich ein, es an dir selbst zu erforschen. Wenn du das nächste Mal ein feindseliges (destruktives, grausames, verletzendes oder schädigendes) Verhalten an dir bemerkst, dann horche in dich hinein. Suche nach der Ohnmacht in dir. Und wenn du sie findest, wenn du erkennst, was du nicht akzeptierst und was du nicht ändern kannst, dann versuche einfach zu akzeptieren, dass du womöglich nichts tun kannst. Und falls doch, dann vielleicht nicht in diesem Moment oder auf diesem Weg. Akzeptiere deine Ohnmacht.

Wenn du das tust, wirst du vielleicht beim nächsten Mal, wenn du in die Realität dieses Moments zurückkehrst, überrascht feststellen, dass deine feindselige Haltung verschwunden ist.

Das Interessante ist, dass der andere, wenn ich diesen Weg noch einmal gehe und diesmal auf mein feindseliges Verhalten verzichte, auf einmal besser dazu imstande ist zuzuhören. So entsteht eine zusätzliche Chance auf Interaktion, die mir verwehrt bleibt, wenn der andere seine ganze Energie darauf verwenden muss, sich gegen mich zu verteidigen, und folglich keinerlei Raum bleibt, um sein Verhalten zu ändern.

Aber Vorsicht, Feindseligkeit ist nicht gleichzusetzen mit Aggression.

Schon wieder die Sache mit der Bedeutung der Wörter? Ja, schon wieder.

Brief 50

Geliebte Claudia,

Aggression kommt vom lateinischen *aggressio*, was so viel bedeutet wie »Angriff«.

In dem Begriff *Feindseligkeit* steckt das Wort *Feind*. Eine feindselige Haltung ist in der Tat eine Aggression gegenüber dem anderen. Doch nicht jede Aggression ist zugleich feindselig.

Die spezifische Funktion von Feindseligkeit ist es, den anderen zu verletzen, ihm Schaden zuzufügen, ihn zu vernichten. Kurzum, ihn zu zerstören.

Aggressivität hingegen kann durchaus konstruktiv sein, indem sie Strukturen aufbricht. Um es mit Fritz Perls zu sagen: »Wenn wir essen, zerschneiden wir die Lebensmittel zuerst, bevor wir sie in den Mund stecken. Dort zermahlen wir sie mit den Zähnen zu noch kleineren Stücken. Der Speichel enthält Enzyme, die einen Zersetzungsprozess in Gang setzen, der sich im Magen fortsetzt. Dort greift eine starke Säure die Lebensmittel an und bricht ihre Struktur auf, wobei sie durch die Kontraktionsbewegungen des Magens unterstützt wird.

Was würde geschehen, wenn nun jemand auf jegliche aggressive Handlung verzichtete, auch auf diese offenkundig aggressiven Vorgänge des Schneidens, Kauens, Zersetzens usw.? Nun, das Ergebnis wäre, dass wir das, was wir zu uns nehmen, genauso wieder ausscheiden würden. Unser Verdauungsapparat muss die Struktur der Nahrung aufbrechen, um die Nährstoffe aufnehmen zu können.«

Und das Allerwichtigste: Würden wir diese Aggression gegenüber der von außen zugeführten Nahrung einstellen, würde unser Organismus beginnen, die Energie aus sich selbst zu gewinnen und die eigenen Zellen anzugreifen.

Diese destrukturierende Aggression ist Teil meiner körpereigenen Mechanismen. Und der psychische Stoffwechsel bildet den Verdauungsstoffwechsel nach.

Deshalb ist es hin und wieder gut, aggressiv zu sein, wenn ich dir etwas deutlich machen will. Liebevoll aggressiv, auf gute Weise aggressiv, konstruktiv aggressiv.

Ich bin ein aggressiver Therapeut.

Vielleicht unbarmherzig.

Manchmal sogar grausam.

Ich bin so, wenn ich dich auf etwas stoße, das du nicht sehen willst.

Ich bin so, wenn ich dir das sage, was dich am meisten schmerzt.

Ich bin so, wenn ich mir im Rahmen eines psychodramatischen Rollenspiels erlaube, dich zu beleidigen oder gar zu ohrfeigen.

Ich bin so, wenn ich dir näher komme, als es die vermeintlich sinnvolle Distanz zwischen Patient und Therapeut vorsieht.

Ich bin so, wenn ich mir herausnehme, dir zu sagen: »Ich langweile mich, es ermüdet mich, ich habe keine Lust, ich möchte nicht, geh.«

Ich bin so, wenn ich mir herausnehme, dir zu sagen: »Es gefällt mir, bleib, ich liebe dich.«

Ich bin so zu dir.

Ich bin so zu mir.

Ich bin.

Brief 51

Liebe Claudia,

wir haben über Projektion und Introjektion gesprochen, und ich sagte dir, dass es sich um Verteidigungsmechanismen handele, Formen einer Pseudobeziehung zur Außenwelt, um die Verbindung zum eigenen Inneren zu vermeiden.

Es gibt noch einen weiteren, von Fritz Perls beschriebenen Mechanismus, den ich hochinteressant finde: die Retroflektion (Perls benennt insgesamt fünf dieser Mechanismen: Projektion, Introjektion, Retroflektion, Deflektion und Konfluenz).

Stellen wir uns vor, du und ich haben eine Diskussion (Dazu braucht es nicht viel Phantasie, oder?). Stellen wir uns vor, dass ich dich in dieser Diskussion als feindselig wahrnehme oder dass das, was du sagst, mich mit meiner Wut verbindet. Mein Körper spannt sich an, eine Emotion drängt nach außen und möchte ihren Weg zu dir finden.

Diese Emotion möchte in eine Aktion überführt werden, um nach außen gelangen zu können.

Stellen wir uns nun vor, bei dieser Aktion handele es sich um einen verletzenden Satz. Ich möchte dir weh tun, gleichzeitig spüre ich aber auch, wie sehr ich dich liebe.

Wenn ich mich nicht imstande fühle, dir weh zu tun, weil ich dich liebe, errichte ich eine Mauer zwischen dir und mir, die dich vor mir schützt.

Mein verletzendes Verhalten kommt zum Vorschein, aber bevor es dich erreichen kann, prallt es gegen die Mauer, die ich errichtet habe, und – o Wunder! – *die Mauer wird zu einem Spiegel,* und die feindselige Haltung wendet sich gegen mich.

Ich richte also mein destruktives Handeln, das durch dein Verhalten hervorgerufen wurde, gegen mich selbst.

Das ist Retroflektion: Ich schade mir selbst, um dir nicht zu schaden, ich bin zärtlich zu mir, um nicht zärtlich zu dir zu sein, ich betrachte mich, um dich nicht anzusehen, ich töte mich selbst, um dich nicht zu töten.

Es gibt offensichtliche Wege, meine Feindseligkeit gegen mich selbst zu richten, und schmutzige Wege. Die beiden typischen Formen versteckter Autoaggression sind Depressionen und Schuldgefühle.

Wie das?

Schuldgefühle (die Identifikation mit den Ansprüchen des anderen) besitzen im Grunde keine Eigenenergie. Schuldgefühle sind die Reflektion von Ressentiments.

Forsche ich jedes Mal, wenn ich einem anderen gegenüber Schuldgefühle habe, in mir selbst, werde ich auf das Ressentiment stoßen, das ich insgeheim dieser Person gegenüber empfinde.

Wenn es mir gelingt, dieses Ressentiment (oder wie Perls sagt: »Der Biss, der nicht lockerlässt«) aufzulösen und mich von der zurückgehaltenen Emotion zu befreien, werden meine Schuldgefühle verschwinden.

Ich mag weiterhin getroffen, traurig oder verletzt sein, aber ich werde mich nicht länger schuldig fühlen.

In der Praxis, ob in Einzelsitzungen, Gruppensitzungen oder Workshops, dient ein Großteil der psychodramatischen Übungen dazu, die Abführung dieser Ressentiments zuzulassen. Bei Eltern ebenso wie bei Paaren sind diese Ressentiments offene Gestalten, nicht abgeschlossene Situationen, die eine authentische Emotion gegenüber dem anderen verhindern.

Nebenbei bemerkt glaube ich, dass dieser Punkt der einzige, deshalb aber nicht weniger wichtige echte Fortschritt ist, den wir hinsichtlich der Erziehung unserer Kinder gemacht haben.

Wir machen nach wie vor Fehler, die unseren Kindern in irgendeiner Weise schaden. Aber anders als bei unseren Eltern und Großeltern habe ich das Gefühl, dass unsere Generation den Kindern erlaubt aufzubegehren. Wir zwingen unsere Kinder nicht dazu, ihre Wut gegen sich selbst zu richten.

Ich glaube, dass diese Erlaubnis zum Aufbegehren sie vor uns retten wird.

Kein Elternteil kann verhindern, dass es bei der Erziehung Fehler macht. Ich mache mich gerne unbeliebt, indem ich sage, dass Erziehung kein demokratischer Prozess ist. Erziehen heißt auch enttäuschen. Wenn ich meinem Kind beibringe, aufs Klo zu gehen, nehme ich ihm damit unweigerlich ein Gefühl, das es als angenehm empfindet.

Erziehung hat manchmal durchaus etwas von Dressur.

Was heißt das? Verdammen wir unsere Kinder dazu, morgen auf einem dicken Kissen vor einem Therapeuten zu sitzen und über uns zu schimpfen?

Möglicherweise.

Wenn ja, wäre das für mich nicht so schlimm.

Aber wenn wir schon nicht verhindern können, dass wir unseren Kindern Schaden zufügen, besteht unsere einzige Verantwortung (neben der Verpflichtung, ihr Aufbegehren zu ertragen) darin, sie zu entschädigen. Noch einmal: Unsere einzige Verantwortung ist es, sie zu ent-schädigen.

Was heißt das?

Sie zu lieben, sie unsere Liebe spüren zu lassen und sie – warum nicht? – manchmal zu »verwöhnen«.

Brief 52

Liebe Claudia,

alles, was ich gelesen habe, hat mich weitergebracht.

Ein Buch zu lesen, ist wie einen Weg zu beschreiten. Es gibt einladende Wege, langweilige Wege, leichte Wege und steinige Wege. Es gibt Wege, die zu wunderbaren Orten führen, und andere, die in einer Sackgasse enden.

Ein Buch zu lesen, bedeutet, eine andere Welt zu betreten. Es gibt neue, fremdartige Welten voller faszinierender, einzigartiger Dinge, die darauf warten, entdeckt zu werden. Und es gibt sich wiederholende, banale Welten, in denen alles gleich und ohne Nuancen ist. Manche Welten besucht man nur einmal, in andere möchte man immer wieder zurückkehren.

Ein Buch zu lesen, ist wie eine andere Person kennenzulernen. Es gibt Menschen, die mich vom ersten Augenblick an anziehen, die mich schon beim geringsten Kontakt für sich einnehmen und fesseln. Es gibt Menschen, die langweilig und nichtssagend wirken, bis ich mich näher mit ihnen beschäftige und ihre Gegenwart zu genießen beginne. Es gibt schwierige, komplizierte, abgehobene Menschen. Es gibt Menschen, die mich sofort beim ersten Kontakt bereichern und andere, die mich letztlich nicht weiterbringen. Zum Glück gibt es auch Menschen, die so außergewöhnlich sind, dass sie mein Leben verändern.

Wenn ich die Bücher nennen sollte, die mein Leben verändert haben, sähe die Liste in etwa so aus:

Jiddu Krishnamurti, *Schöpferische Freiheit*. Theseus (2020).
Georg Groddeck, *Das Buch vom Es*. Berlin (2016).
Hugh Prather, *Notes to myself*. Bantam (1983).
Fritz Perls, *Verworfenes und Wiedergefundenes aus meiner Mülltonne*. Verlag Werner Flach (1981).
Antoine de Saint-Exupéry, *Der kleine Prinz*. Fischer (2016).
Barry Stevens, *Don't push the river. Gestalttherapie an ihren Wurzeln*. Peter Hammer (2000).
Ernest Hemingway, *Der alte Mann und das Meer*. Rowohlt (2014).
Fritz Perls, *Gestalttherapie*. Klett-Cotta (2019).
Aldous Huxley, *Schöne neue Welt*. Fischer (2014).
Eric Berne, *Was sagen Sie, nachdem Sie ›Guten Tag‹ gesagt haben?* Fischer (2012).
Leo Buscaglia, *Leben – lieben – lernen: Brücken bauen – nicht Barrieren*. Goldmann (1991).

Hermann Hesse, *Demian*. Suhrkamp (1974).
Carl Rogers, *Entwicklung der Persönlichkeit*. Klett-Cotta (2018).
Joseph Zinker, *Gestalttherapie als kreativer Prozess*. Junfermann (1993).
George Orwell, *Farm der Tiere*. Anaconda (2021).
Carlos Castaneda, *Die Lehren des Don Juan*. Fischer (1988).
Eric Berne, *Spiele der Erwachsenen*. Rowohlt (2002).
Erich Fromm, *Haben oder Sein*. dtv (2005).
Antonio Porchia, *Stimmen*. Tropen (1999).
Adriana Henriquet Stalli, *La casa redonda*. Heroica (1957).
Fritz Perls, *Sueños y Existencia*. Cuatro Vientos (1998).
William T. Schultz, *Freude*. Rowohlt (2019).
Osho, *Drei Schritte zum Erwachen*. Innenwelt (2019).
Giovanni Papini, *Il tragico quotidiano e il piloto ciego*. University of Michigan, Reprint (2018).

Ich liebe alle diese Bücher sehr. Ich lese sie immer wieder und erfreue mich an ihnen. Ich empfehle und verschenke sie ständig.

Bei allen diesen Büchern habe ich einen ganz besonderen Wunsch: Ich würde mich freuen, wenn auch du sie liest!

Brief 53

Liebe Claudia,

die Grundproblematik des menschlichen Seins hat sich mit der Zeit gewandelt. Ursächlich dafür war nicht zuletzt der Einfluss der unterschiedlichen psychologischen und philosophischen Ausrichtungen der Psychotherapie auf die Gesellschaft.

Als Sigmund Freud zu Beginn des 20. Jahrhunderts seine Theorie der Psychoanalyse entwickelte, war die Grundproblematik des menschlichen Seins die Unterdrückung der Sexualität. Es ist deshalb kein Zufall, dass die Psychoanalyse den Schwerpunkt auf die Entstehung und die Behandlung psychischer Störungen im Bereich der Sexualität legt und das Sexuelle wie das Nichtsexuelle aus dieser Blickrichtung betrachtet. Freud ging so weit, dass er die Sexualität neu definieren musste, um jede psychische Energie, ob in einem geschlechtlichen Kontext oder nicht, in den Begriff der Libido einzubeziehen.

In den darauffolgenden Jahrzehnten bis in die 1940er Jahre hinein beschäftigte sich die Gesellschaft intensiv mit dieser Thematik (woran nicht zuletzt Freud großen Anteil hatte), dann bildete sich ein neuer Schwerpunkt heraus: Minderwertigkeits- und Schuldgefühle. Psychologie und Therapie konzentrierten sich nun auf diesen Themenkomplex, namhafte Therapeuten, allen voran Otto Rank, beschäftigten sich mit dem Thema.

Zehn Jahre später geriet ein neues Themenfeld in den Fokus: Konkurrenz und Feindseligkeit (wir befinden uns mitten in der Nachkriegszeit). Angeleitet von Karen Horney und anderen, beschäftigte sich die Gesellschaft mit diesem Thema und fand neue Lösungen.

Zwischen 1955 und 1965 scheint sich der gesellschaftliche Konfliktpunkt auf den Menschen selbst zu konzentrieren. Der Mensch entdeckt seine Eitelkeit. Nachdem er sein Streben nach Macht überwunden hat und die industrielle Gesellschaft mit ihrem Heilsversprechen des »Habens« (Erich Fromm) gescheitert ist, wird dem Menschen bewusst, was *nicht* ist. Er entdeckt seine innere Leere und seine Probleme werden konkreter. Die Realität des Offensichtlichen tritt in den Vordergrund. Carl Rogers, Erich Fromm und andere befassen sich meisterlich mit dem Thema.

Wie zu erwarten, kommt mit der Aufarbeitung dieser Fragen die nächste Wendung. Nachdem die Thematik des Selbstkonzepts gelöst ist, entdecken wir unsere Schwierigkeit im Umgang mit unserem Wünschen und Fühlen.

Hier tritt Fritz Perls auf den Plan. Er spricht von zwei Wegen, sich mit der Welt zu verbinden: einem intellektuellen, logischen und rationalen, dem *Denken*. Und einem intuitiven, erlebten und gefühlten: dem *Gewahrsein*.

Indem sie diesem Weg den Vorzug gibt, will die Gestalttherapie dem Individuum die Fähigkeit zurückgeben, der Dinge gewahr zu werden, ohne die Realität logisch zu berechnen.

Das Psychodrama nach Moreno und die Transaktionsanalyse von Eric Berne sind unterschiedliche Umsetzungen derselben Absicht.

In den 1980er Jahren kommt es in meinen Augen zu einer weiteren Richtungsänderung. Die Grundproblematik des menschlichen Seins widmet sich nun einer anderen Herausforderung: der Kommunikation.

Das heißt nicht, dass niemand mehr unter sexuellen Problemen, Minderwertigkeitsgefühlen oder Wettbewerbsdruck leiden würde. Es bedeutet lediglich, dass die Problematik fehlender Kommunikation (durch Isolation, Rituale, Egozentrik, Oberflächlichkeit) die Basis darstellt, aufgrund derer wir therapeutisch arbeiten sollten.

Vielleicht muss das Genie noch geboren werden, das sich dieser Thematik umfassend annimmt, aber bis dahin sollten wir nicht vergessen, dass Pichón Rivière, Perls, Berne, Moreno und viele andere uns wichtige Werkzeuge zur Beschäftigung mit diesem Themenkomplex an die Hand gegeben haben.

Was ist das, Kommunikation?

Kommunikation heißt, mit dem anderen in Kontakt zu treten. Einem anderen, der, eben weil er ein anderer ist, ganz offenkundig anders ist.

Anders gesagt: Es ist unbedingt erforderlich, dass du anders bist, damit wir uns begegnen und uns austauschen können. Es sind unsere Unterschiede, die es uns ermöglichen, in Kontakt miteinander zu kommen, nicht unsere Ähnlichkeiten.

Wie das?

Stellen wir uns vor, du und ich wären identisch.

Stellen wir uns vor, es gäbe keinerlei Unterschied zwischen dir und mir.

Was könnte ich dir sagen, das du nichts bereits wüsstest? Was könntest du mir näherbringen, das ich nicht bereits gesehen hätte? Welches Wachstum könntest du in mir auslösen? Welche andere Vorstellung vom Leben könntest du mir aus unserer Gleichheit heraus vermitteln?

In diesem Gedankenspiel sind du und ich nicht zwei. Wir sind eins. Deshalb findet keine Kommunikation zwischen uns beiden statt.

Das führt mich zum Thema »Grenzen«.

Ich schließe die Augen und stelle mir vor, du stündest mit ausgestreckter, geöffneter Hand vor mir. Ich lege meine Hand gegen deine … Nun, es gibt eine Grenze zwischen deiner und meiner Hand, die durch die äußere Schicht unserer Haut bestimmt wird.

Ich frage dich nun: Vereint uns diese Grenze oder trennt sie uns?

Es scheint klar zu sein, dass sie uns trennt. Andererseits sind wir uns in dieser Situation näher, als wenn du dich in einem anderen Raum befändest.

Anders formuliert: Verbindet eine gemeinsame Landesgrenze zwei Länder oder trennt sie sie?

Es scheint paradox und doch ist die Antwort klar: Grenzen verbinden und trennen uns.

Wenn ich in der Lage bin, in meiner Beziehung zum Anderen klare Grenzen zu ziehen, wenn ich nicht versuche, mit dir in eine Symbiose zu treten, sondern mich aus unserer Unterschiedlichkeit heraus annähere, wenn ich nicht beabsichtige, dich ganz und gar einzunehmen oder mich von dir einnehmen zu lassen, wenn ich weiß, wie weit ich gehen kann, nur dann bin ich in der Lage, mit dir zu kommunizieren.

Brief 54

Meine Liebe,

heute ist es drei Jahre her, seit ich dir den ersten Brief schrieb, in dem ich dir von meinem Urgroßvater erzählte.

Wie viel ist seitdem in deinem, in meinem, in unserem Leben passiert!

Was mich betrifft, so sehe ich, dass ich wachse. Ich stelle fest, wie viel ich gelernt und erneut gelernt habe (weil ich es vergessen hatte), und vor allem, wie viel ich verlernt habe (weil ich schlecht gelernt hatte).

Weißt du, was? Genau das heißt es, zu wachsen: lernen, erneut lernen, verlernen.

Als ich vor einigen Monaten ein Buch des Biologen Vitus B. Dröscher las, stieß ich auf eine Aussage, die mir einiges klarmachte. Dröscher erklärt, dass alle Lebewesen nach ihrer Geburt in schwindelerregendem Tempo wachsen. Später verlangsamt sich dieses Tempo, bis das Wachstum irgendwann stoppt. Das für mich Neue war, dass die Wissenschaft heute weiß, dass in dem Moment, in dem das

Wachstum aufhört, der Alterungsprozess beginnt. Zunächst langsam und gegen Ende des Lebens in rasantem Tempo, bis zum Tod.

Im selben Moment!

Das bedeutet, dass die berühmte Reife, dieser eine Moment, in dem ein Lebewesen auf dem Höhepunkt seines Daseins ist, nicht existiert.

Es bedeutet, dass alle Lebewesen entweder wachsen oder altern. Und dieser Prozess ist irreversibel!

Der Mensch hört zwischen dem fünfundzwanzigsten und dem achtundzwanzigsten Lebensjahr auf zu wachsen. Von da an altert er!

Wie alt ich bin! Seit mindestens acht Jahren schon altere ich. Das Schöne daran ist, dass mir durch Dröschers Buch klar geworden ist, dass dies nicht nur für den physisch-organischen Aspekt gilt, sondern in psychischer, mentaler und spiritueller Hinsicht genau dasselbe passiert. Wenn wir aufhören zu wachsen, beginnen wir zu altern.

Zum Glück gibt es einen Unterschied.

Im spirituellen Bereich lässt sich der Prozess umkehren oder doch wenigstens anhalten.

Ein alter Spruch besagt: »Wenn du in einer Sackgasse steckst, geh den Weg zurück, den du gekommen bist.«

Unser spiritueller Alterungsprozess beginnt, wenn wir aufhören zu wachsen, zu lernen, neu zu lernen und zu verlernen, wenn wir aufhören, uns für neue Dinge zu begeistern und nichts mehr wagen.

Ja, wir altern. Aber der Schlüssel zur Jugend liegt in unseren Händen!

Es gibt keinen Alterungsprozess während des Wachstums.

Wenn wir also ein Leben lang nicht aufhören, innerlich zu wachsen, wird unser Geist niemals altern!

Brief 55

Ich sitze am Fenster und schreibe.

Es regnet. Ich sehe den Regen fallen, tropfen, plätschern … Ich schließe die Augen.

Ich wäre gerne wie das Wasser …

Ich bin der Regen. Ich falle auf die Felder. Die Pflanzen, deren Durst ich stille, lieben mich. Die Erde liebt mich, die ich lebendig und fruchtbar halte. Die Menschen, die auf und von dieser Erde leben, lieben mich. Die urlaubenden Menschen am Strand hassen mich, die heimatlosen Tiere, die durch die Straßen streunen …

Ich bin das Wasser eines Teichs. Da bin ich und warte darauf, gebraucht zu werden. Meine Aufgabe ist es, die Bauern zu erfrischen und die Tiere zu baden. Als Trinkwasser bin ich nicht geeignet, weil ich schmutzig und brackig bin. Zu viel Stillstand.

Ich bin die Tränen eines Kinds.

Ich bin der authentischste Ausdruck von Emotion, ich bin das äußere Zeichen der einzigen bedingungslosen Empfindungen. Ich bin das Symbol für Freude und Schmerz.

Ich bin das Wasser eines mächtigen Flusses.

Ich bin die Heimat von Tausenden Fischen, ich bin die Bewegung der Natur, ich bin das Rauschen des Walds und das Wogen der Wiesen. Ich bin die Süße, die morgen zu Salz wird, wenn ich das Meer erreiche.

Ich bin das Wasser einer kristallklaren Quelle. Ich bin das erquickende Bad für unzählige Fischchen, ich bin der Schluck, der den Durst des Wanderers stillt, ich bin die Transparenz des hellen Tags. Ich bin das Sinnbild für den Fluss des Lebens.

Manchmal bin ich Nebel und manchmal Eis.

In allen diesen Daseinsformen bin ich nützlich, bin ich nutzlos und zuweilen auch schädlich.

Weil ich niemals versuche, etwas zu sein, was ich nicht bin.

Weil ich es zulasse, ein Teil zu sein und nicht das Ganze.

Weil ich vieles bin und doch ein einziges.

Weil ich nicht mehr bin, als ich bin.

Aber auch nicht weniger.

Epilog

Ich weiß, dass ich dir für den Rest meines Lebens weiter schreiben könnte ...

Ich weiß, dass ich immer etwas finden würde, das ich dir mitteilen möchte ...

Etwas, das ich dir erzählen möchte ...

Etwas, das ich mit dir teilen möchte ...

Ich weiß, dass ich in einigen Fällen das genaue Gegenteil von dem schreiben würde, was ich dir damals schrieb ...

Ich weiß, dass ich weiter wachse und dich weiterhin an meinem Wachstum teilhaben lassen könnte ...

Und vielleicht tue ich das irgendwann ...

Aber heute ...

Heute habe ich Lust, mich von dir zu verabschieden.

Von diesem »Du«.

Nicht vom ganzen »Du«.

Von diesem »Du«, das meine Briefe liest.

Und wie üblich ...

Habe ich das Gefühl, dass meine Abschiede endgültig sind.

Ich habe das Gefühl, dass meine Abschiede *immer* für immer sind.

Es lebe die Redundanz!

Dieses Buch ist wie ein Kreis.

Es endet so, wie es vor drei Jahren begonnen hat.

Mit dem Gestaltgebet von Fritz Perls.

Ich habe das Gefühl, dass es der Schlüssel zu allen zwischenmenschlichen Beziehungen ist.

Ich glaube, wenn wir allen Menschen auf der Welt dieses Gebet näherbringen könnten und erreichten, dass sie es mit der absoluten Überzeugung wiedergeben, die nur möglich ist, wenn man sich mit dem Gesagten identifiziert, wenn ich im Einklang mit diesen wenigen Worten handeln könnte, dann würden …

meine Probleme
meine Sorgen
meine Ängste
meine Enttäuschungen
meine Abneigungen
meine Kämpfe
meine schlechtesten Facetten anderen gegenüber
verschwinden.

Das Gestaltgebet von Fritz Perls lautet folgendermaßen:

Ich bin ich.
Du bist du.
Ich bin nicht in dieser Welt,
um deine Erwartungen zu erfüllen,
und du bist nicht in dieser Welt,
um meine zu erfüllen.
Denn ich bin ich
und du bist du.
Wenn wir uns begegnen, ist das wunderschön.
Und wenn nicht, kann man nichts daran ändern.

Danke!
Danke und Leb wohl …

Nachwort von Dr. Zulema Leonor Saslavsky

Über das vorliegende Buch von Jorge Bucay zu schreiben, fällt mir nicht leicht. Ich bin keine Literaturkritikerin, sondern Autorin, und ich finde es müßig, mich auf die Besprechung literarischer Techniken zu beschränken, und ziemlich anmaßend, Ihnen meine Meinung über das Buch mitzuteilen. Besser, Sie lesen selbst, was Jorge geschrieben hat. Das Einzige, was sich in meinen Augen zu sagen lohnt, ist, dass Jorges Buch Jorge Bucay ist. Also schreibe ich über das, was er »ist«, und über das, was ich »weiß«.

Zunächst kommt mir eine Frage in den Sinn: Kenne ich Jorge?

Nein, auch wenn ich einiges über Jorge weiß. Kann man einen anderen kennen? Nein, und es ist auch nicht entscheidend. Ich kann nur mich selbst kennenlernen. Aber auch das ist nicht entscheidend. Es ist erforderlich. Es ist. Und hier kommt Jorge ins Spiel.

Als Jorge mir nach mehreren »Umwegen« sagte, dass er bei mir lernen wolle (das ist nun viele Jahre her, vielleicht eher viele Leben), hatte ich das Gefühl, ihn in seiner Zukunft zu sehen, das heißt, in seinem Heute.

So begann unser gemeinsamer Weg im Krankenhaus. Das Merkwürdige ist, dass weder er noch ich viel mit Krankenhäusern zu tun hatten (oder vielleicht zum damaligen Zeitpunkt eben doch).

Ich weiß, dass ich auf unserem gemeinsamen Weg viel über mich selbst lernte. Und indem ich mich kennenlernte, erfuhr ich auf magische Weise auch viel über Jorge. Ihn zu »kennen«, verlor damals an Gültigkeit. Jedes Mal, wenn wir uns begegnen, ist da ein anderer Jorge. Einer, den ich nicht kenne, aber von dem ich »weiß«.

Ich kann Jorge nicht begrenzen. Nicht auf seinen Namen und nicht auf einen Haufen Wörter, die so oder so nicht ausreichen würden. Denn Empfindungen und Weisheit kann zumindest ich nicht in Worte fassen. Alles, was ich über Jorge schreiben kann, hat etwas mit Liebe zu tun.

Gemeinsam haben wir die ungewöhnlichsten Pfade der Liebe beschritten. Von den perversesten bis hin zu den zärtlichsten Spielarten. Haben immer etwas geschaffen. Oder auch nichts.

Manchmal waren wir Jorge und July und manchmal Jorge mit July. Manchmal waren wir Jorgejuly und manchmal Jorge–July. Auch in unserem Schweigen und unserer Distanz wussten wir um uns.

Es gibt keine Emotion, keine Empfindung, kein

Gefühl, das wir nicht durchlebt hätten. Nur wer die Liebe kennt, weiß, wovon ich spreche. Diejenigen, die in ihrem Leben nur die eine oder andere Sextechnik gelernt haben, werden ihre billige, kleinkarierte Phantasie schweifen lassen und dabei unnötig mentale Energie verschwenden. Dennoch will ich ihnen das Recht zugestehen, ihre Zweifel zu hegen.

Jorge war für mich mehr als ein Sohn, denn ich hatte mich bewusst für ihn entschieden. Und ich sage »war«, denn inzwischen ist er unabhängig. Es macht mich glücklich zu sehen, wie er seinen eigenen Weg geht, gleichzeitig aber entdecke ich in mir ein Gefühl der Wehmut, weil der Sohn kein Sohn mehr ist. Ich glaube, ich erlebe es mehr als intensiv, bereichert durch die Widersprüche und das Einverständnis in den Auseinandersetzungen zwischen ihm und mir.

Ein weiteres Mal möchte ich Jorge bitten, mir zu verzeihen, dass ich vor ihm geboren bin. Jorge war immer sehr ungehalten darüber (und ich auch), und auch wenn es heute kein Gewicht mehr hat, habe ich das Gefühl, dass es ihn weitergebracht hat.

Ich glaube, unsere gemeinsame Geschichte beruhte mehr auf kreativem Wahnsinn als auf der gemäßigten Klarheit der Vernunft. Aber wir haben beides intensiv ausgekostet.

Ich weiß nicht, was das heißen soll: »Talent haben.« Ich weiß, dass Jorge Talent hat. Dieses Buch ist eine Herausforderung, der er sich – zu unserem Glück – stellte, um Zeugnis von seinem eigenen kreativen Wachstum abzulegen. Dabei stützte er sich zunächst auf eine imaginäre dritte Person, um sich schließlich voll und ganz (wie es Jorges Art ist) seinem tiefsten, innersten »Ich« zu stellen.

An dieser Stelle möchte ich mir erlauben, eine Empfehlung an die Leserinnen und Leser auszusprechen: Lesen Sie dieses Buch mindestens zweimal. Das erste Mal so, wie man jedes Buch liest, vom Anfang bis zum Ende. Lesen Sie es dann noch einmal und lassen Sie sich Zeit, um die Gedanken, Empfindungen und Vorstellungen zu vertiefen, die Jorge in seinen Worten zum Ausdruck bringt. Dieses Buch ist nicht nur ein Buch von Jorge Bucay, es ist vielmehr eine Sammlung von Botschaften für viele. Dies ist eine weitere der Kommunikationsformen, über die Jorge verfügt. Genau wie mir und anderen genügen ihm die herkömmlichen Ausdrucksformen nicht, und dann sprengen wir den Rahmen (wie die Maler sagen), um uns im Lauf des Lebens wiederzufinden, Wege zu bahnen, unendlich viele Formen der Kommunikation zu schaffen und zu geben, was wir haben.

So ist Jorge.

So ist sein Buch …

Dr. Zulema Leonor Saslavsky

Danksagung

Dieses Buch wäre nicht möglich gewesen ohne die Mitwirkung aller (ich wiederhole: aller!) Menschen, die ich im Laufe meines Lebens kennenlernte. Jede und jeder von ihnen hat etwas in mir hinterlassen, das auf die eine oder andere Weise in jedem Satz, in jedem Wort, in jedem Buchstaben dieser Briefe aufscheint.

Mein ganz besonderer Dank gilt

July
Cecilia
Cacho
Lita
Susana
Diana
Roxana
und Perla.

Ein eigener Absatz dieser Danksagung ist meinen Patienten gewidmet. Letztendlich sind sie die eigentlichen Autoren dieses Buchs.

Alles, was ihr gelesen habt, habe ich von ihnen, für sie und durch sie gelernt …

Danke.